临床检验操作常规

LINCHUANG JIANYAN CAOZUO CHANGGUI

主编 周水琴 何 筝 吴金良 齐立中

U0253760

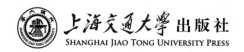

上海交通大学出版社

SHANGHAI JIAO TONG UNIVERSITY PRESS

内容提要

　　本书介绍了临床检验常用技术，涵盖了骨髓细胞学检验、红细胞检验、白细胞检验、血小板检验、尿液检验、粪便检验等常用的医学检验理论知识和实践操作，系统阐述了检验项目标本采集、参考值、临床意义，以及各种标本的采集和注意事项、常见血液成分制剂的种类、检验数值在临床应用的最新解读。本书适合广大医学检验人员、护理人员、临床医师及实验科研人员参考使用。

图书在版编目（CIP）数据

　　临床检验操作常规 / 周水琴等主编. --上海 ： 上海交通大学出版社，2023.12
　　ISBN 978-7-313-29596-5

　　Ⅰ. ①临… Ⅱ. ①周… Ⅲ. ①临床医学－医学检验
Ⅳ. ①R446.1

　　中国国家版本馆CIP数据核字（2023）第196032号

临床检验操作常规
LINCHUANG JIANYAN CAOZUO CHANGGUI

主　　编：周水琴　何　筝　吴金良　齐立中
出版发行：上海交通大学出版社
邮政编码：200030
印　　制：广东虎彩云印刷有限公司
开　　本：710mm × 1000mm　1/16
字　　数：216千字
版　　次：2023年12月第1版
书　　号：ISBN 978-7-313-29596-5
定　　价：198.00元

地　　址：上海市番禺路951号
电　　话：021-64071208

经　　销：全国新华书店
印　　张：12.25
插　　页：2
印　　次：2023年12月第1次印刷

编委会

主　编

周水琴　何　筝　吴金良　齐立中

副主编

王海菊　张海茂　岑日东　刘志勇

编　委（按姓氏笔画排序）

王海菊（山东省梁山县人民医院）

刘志勇（广东省深圳市萨米医疗中心）

齐立中（山东省潍坊市中医院）

吴金良（山东省济宁市兖州区人民医院）

岑日东（广东省广州市荔湾中心医院）

何　筝（山东省泰安市妇幼保健院）

张海茂（山东省青岛市中心医院）

周水琴（浙江省江山市人民医院）

段丽华（山东省滕州市中心人民医院）

黄智勇（广东省江门市恩平县五邑中医院恩平分院）

黄增通（广东省农垦中心医院）

曾俊棋（广东省暨南大学司法鉴定中心）

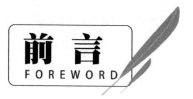

前言
FOREWORD

　　临床检验学是建立在基础医学与临床医学之间的桥梁,由血液学、生物化学、微生物学、免疫学等多个基础学科组成,是医疗卫生工作的重要组成部分。它是一门通过运用临床学科的理论、技术和方法,检验人体的血液、尿液、排泄物等物质,为疾病的诊断、治疗提供检验依据的学科。近年来,随着基础理论研究的不断深入和分析技术的迅速发展,大量的新技术、新方法、新设备逐渐被引入到实验室与临床,同时也有部分检验项目和方法需要淘汰更新。因此,为了更好地使临床医师了解临床检验学的发展进程,治疗临床疾病,减轻患者经济负担,提高患者生活质量,编者们在参考了国内外检验学最新进展,并结合国内临床实际情况的基础上,编写了《临床检验操作常规》一书,希望能为临床检验学的进步与发展贡献一份力量。

　　本书充分考虑范围广泛性及实用性,介绍了临床检验常用技术,涵盖了骨髓细胞学检验、红细胞检验、白细胞检验、血小板检验、尿液检验、粪便检验等常用的医学检验理论知识和实践操作,系统阐述了检验项目标本采集、参考值、临床意义,以及各种标本的采集和注意事项、检验数值在临床应用的最新解读。编者们在编写过程中,在坚持科学性的前提下,对内容和形式的编排进行了大胆的尝试,打破了以往传统的编写模式,对内容进行反复推敲、优化组合,突出检验为临床实践服务,注重技术创新能力。本书论述详尽,内容新颖,科学性和实用性强,适合广大医学检验人员、护理人员、临床医师及实验科研人员参考使用。

虽然编者们已反复校对、多次审核,但书中难免有疏漏之处,殷切希望使用本书的广大检验科医师和相关科室的同仁提出宝贵意见,以便提高。

《临床检验操作常规》编委会

2023 年 3 月

目 录
CONTENTS

第一章

临床检验常用技术

第一节　放射免疫分析技术

一、分析原理

放射免疫分析技术就分析模式而言,属于竞争性免疫分析技术,基于放射性 * Ag 和待测抗原对同一抗体具有相同亲和力,在限量抗体的情况下,两种抗原与抗体发生竞争性结合,再检测标记抗原-抗体复合物的放射性信号强度,通过标准曲线或数学函数计算标本中待测物质的含量。如标记抗原用"* Ag"表示,待测抗原(Ag)和标记抗原(* Ag)与特异性抗体(Ab)的竞争性结合反应式如下。

$$* Ag + Ag + Ab \leftrightharpoons * AgAb + AgAb$$
$$[F] \qquad\qquad [B]$$

一般而言,分析体系中已知抗体分子的总结合位点数量需大于待检抗原或 * Ag 各自所需的结合位点数量,但小于 Ag 和 * Ag 所需结合位点数量的总和。如标本中无待检抗原,已知抗体全部与 * Ag 结合,并存在游离 * Ag 和已知抗体;当标本中含有待检抗原时,待检抗原与已知抗体结合,致使 * Ag 与已知抗体结合受到抑制,抑制程度与 Ag 含量呈正比关系;换言之,Ag 含量与最终测量的结合标志物(* AgAb)的放射性强度呈反比例函数关系。此时,如用一系列已知抗原含量的溶液作为标准品,分别与定量 * Ag 和限量抗体反应,即可获得一条剂量(抗原含量)-反应(放射性强度)曲线,也可称为标准曲线;将未知抗原含量的待测标本进行同样操作,测定 * AgAb 的放射性强度,再通过上述标准曲线(或数学函数)可获得标本中 Ag 的浓度。

放射免疫分析技术通过测定放射性 * Ag 与特异性抗体结合强度(* AgAb

的放射性信号强度),间接反映 Ag 含量。因此,Ag 含量与 * AgAb 的放射性信号强度呈反比例函数关系。

放射免疫分析技术的主要试剂包括放射性 * Ag 溶液、特异性抗体溶液、系列标准品抗原和分离剂溶液;标准品用于绘制标准曲线或获得数学函数;分离剂用于分离 * AgAb 和 * Ag。

放射免疫分析技术的操作流程包括准备试剂和待检标本、抗原-抗体反应、分离获得 * AgAb、测定 * AgAb 的放射性强度、数据处理绘制标准曲线并计算待检标本抗原含量。

二、抗原-抗体反应

抗原-抗体反应是进行放射免疫分析技术的重要环节,是指将标准品抗原或待测标本、放射性 * Ag 和特异性抗体加入塑料小试管中,并在一定条件(温度、时间及酸碱度)下所进行的竞争性结合反应。

(1)放射性 * Ag 和标本中待检抗原与已知抗体具有相同结合能力,换言之,放射性 * Ag 和标本中的待检抗原需同质或同源,也就是用于放射性标记的抗原以天然提取的蛋白为最佳,如采用重组蛋白作为放射性 * Ag 的原料,需经实验证明重组抗原与天然抗原具有相同或相似的竞争能力。

(2)竞争性分析的方式分为平衡法和非平衡法。所谓平衡法是将 * Ag、Ag 同时加入含有特异性抗体的检测体系中, * Ag 和 Ag 同时与特异性抗体发生特异性结合。非平衡法是将 Ag 优先加入含有特异性抗体的检测体系中,让 Ag 优先与特异性抗体结合并达到平衡;然后,再向检测体系中加入 * Ag, * Ag 与剩余的特异性抗体结合并至平衡。

(3)温度和时间可依据待检抗原的理化性质和所用抗体的亲和力等因素进行选择。若待检抗原性质稳定且含量高,抗体的亲和力较高,温浴时间可较短(数小时),温度可选择 25 ℃或 37 ℃;若待检抗原的性质不稳定(如小分子肽)或含量甚微、或抗体的亲和力较低,则应选择低温(4~8 ℃)、长时间(20~24 小时)反应条件。

(4)欲获得理想的标准曲线,分析体系中特异性抗体和 * Ag 的用量非常重要,两者的最佳浓度需根据临床所需待检抗原的检测范围经过棋盘滴定实验最终确定。

三、液相分离技术

放射免疫分析体系中待检抗原、放射性 * Ag 和已知抗体完全分散于液相中并呈天然构象结构,抗原-抗体容易相遇并结合形成免疫复合物,有利于迅速达到平衡。但是,在液相中竞争性反应达到平衡后形成的抗原-抗体复合物并不发生沉淀。此时,$*$AgAb 和游离标志物($*$Ag)均带有放射活性,且均分布于液相中。只有将 $*$AgAb 和 $*$Ag 分离,并测定 $*$AgAb 的放射性强度,才能获得标准品抗原含量与 $*$AgAb 放射性强度之间的数学函数关系。因此,分离 $*$AgAb和 $*$Ag 也是放射免疫分析技术的重要环节,分离效果将直接影响测定结果的准确性和重复性。较理想的分离方法需具备:①分离彻底、迅速、适合批量操作;②分离过程不影响反应平衡;③分离效果不受反应介质干扰;④操作简便、重复性好;⑤成本低。

(一)聚乙二醇沉淀法

聚乙二醇可以破坏蛋白质水化膜,选择性沉淀抗原-抗体大分子复合物,而小分子游离标记抗原则不会发生沉淀。抗原-抗体反应后,加入聚乙二醇溶液经离心后小心弃上清液,所得沉淀为免疫复合物($*$AgAb 和 AgAb);测定沉淀物放射性强度即代表 $*$AgAb 的含量。一般选用相对分子质量为 6 000 的聚乙二醇,最终浓度为 7%～9%,pH 为 6～9,可取得较好的分离效果。

聚乙二醇沉淀法是放射免疫分析技术经典的分离方法。此方法具备分离完全且经济方便的优点;缺点是非特异沉淀率较高,以及受温度、酸碱度、离子强度等影响较大。

(二)双抗体法

双抗体法是以第二抗体溶液作为分离剂。所谓第二抗体是一种抗抗体,即以第一抗体(针对待检抗原的特异性抗体)动物源性免疫球蛋白(IgG)作为免疫原,经免疫动物获得免疫血清(多克隆抗体)。如第一抗体属于单克隆抗体(鼠源性),则第二抗体可以是用鼠 IgG 免疫山羊后制备的羊抗鼠 IgG 抗体;如第一抗体是用家兔制备的多克隆抗体(兔源性),则第二抗体可以使用家兔 IgG 免疫驴后获得的驴抗兔 IgG 抗体。

双抗体法的分离原理是第二抗体与第一抗体结合后,促使与第一抗体结合的复合物发生沉淀($*$AgAb 和 AgAb),但未结合第一抗体的 $*$Ag 不能发生沉淀。经离心后小心倾倒上清溶液,测定沉淀物的放射活性即代表 $*$AgAb 的含量。但是,由于分析系中第一抗体用量很少,不易形成沉淀,此时需加入一定量的与第一抗体同源动物的 IgG(非免疫血清),便可提高分离效果。此外,因为第二抗体是通用溶液,用量较大,一般采用较大动物作为宿主来制备抗体,如驴和山羊为常用动物。

双抗体法的优点是分离的特异性强、重复性好、非特异结合少;缺点是第二抗体与第一抗体反应需要较长时间,第二抗体的用量较大会增加检测成本等。

(三)双抗体-聚乙二醇法

双抗体-聚乙二醇法是广泛应用的方法,是指分离剂中同时包含聚乙二醇和第二抗体。此方法融合双抗体法和聚乙二醇法各自的优点,既保持了第二抗体法的特异沉淀作用,又保持了聚乙二醇法快速沉淀的优点。同时,因减少第二抗体的用量可节省成本,因减少聚乙二醇的用量(2%～4%)则可减少非特异性沉淀。无论采用何种方法进行分离,最终需要水平离心,上清部分含有 *Ag,沉淀部分含有 *AgAb,小心弃掉上清液并倒置试管控干,沉淀部分用于测定放射性强度。

四、放射性测量

一般情况下,放射免疫分析技术需测定沉淀部分中 *AgAb 的放射性强度。如采用放射性核素^{125}I作为示踪物,^{125}I释放 γ 射线,使用晶体闪烁计数仪进行测量,探测器输出的计数单位是每分钟脉冲数。

五、数据处理

放射免疫分析技术可测到的数据:标志物的总放射强度、标准品(含零标准管)和待测标本的沉淀部分中 *AgAb 的放射强度或上清部分中 *Ag 的放射强度。为观察分析系统的非特异性结合情况,需单设非特异性结合(non-specific binding,NSB)管,操作与零标准管相同,但不加入特异性抗体(用零标准品溶液补足体积)。采用标准管抗原浓度和对应的放射性强度绘制标准曲线或建立数学函数关系。以标准品抗原的浓度值为横坐标,并做对数转换(以 10 为底),以各标准管测量的(B-NSB)/(B0-NSB)×100 为纵坐标,采用逻辑斯缔曲线(四参数)拟合获得标准曲线,其中 B0 为不含抗原(零)标准管的测定值。同样,利用测定数据经数据拟合模型软件的数据处理也获得一个数学函数,并通过此函数自动计算待测标本中抗原的含量。

第二节　荧光免疫技术

荧光免疫技术是根据抗原抗体反应的原理,将已知的抗体或抗原标记上荧光素,制成荧光标记抗体或荧光标记抗原,再用这种荧光标记抗体(或抗原)作为探针检测组织或细胞内相应的抗原(或抗体)。在组织或细胞内形成的抗原抗体复合物上含有标记的荧光素,利用荧光显微镜观察标本,荧光素受激发光的照射而发生荧光,可以看见荧光所在的组织细胞,从而确定抗原或抗体的性质和位置,这是荧光免疫技术最先使用的领域,而且通常是由于采用荧光素标记抗体定位检测抗原,因此这种经典检测技术被称为荧光抗体技术。自 20 世纪 70 年代以来,荧光免疫技术不断完善,不仅可以检测抗原,也可标记抗原或标记抗抗体来检测抗体,并且,从原来仅限于检测固定标本扩展到进行活细胞分类检测及多种细胞成分分析,在此基础上进一步发展出荧光免疫分析法及相关技术,可对液体中的抗原或抗体进行自动化定量检测,极大地拓展了荧光免疫技术的应用范围。荧光免疫技术包括荧光显微技术和荧光免疫测定技术。通常情况下,无论荧光显微技术还是荧光免疫测定技术均需荧光标记抗体(或荧光标记抗原)作为检测试剂,通常情况下荧光标记抗体应用最多,荧光标记抗体的质量是影响试验的灵敏度和特异性的重要因素。

一、荧光抗体的制备与保存

荧光免疫技术的关键是抗体(或者抗原)与荧光物质的结合,临床上以荧光标记抗体应用较多,这一结合的好坏直接影响后续的实验结果。荧光抗体是将荧光素与特异性抗体通过化学共价键的方式结合而成,其制备过程通常包括抗体制备、荧光素选择、抗体标记、抗体纯化和鉴定等。制备好的荧光抗体可用于荧光显微技术及荧光免疫测定技术。

(一)荧光抗体标记的原理

根据荧光物质的表面状态可以采用不同的方法来实现抗体与荧光物质的连接。目前已有比较成熟的方法有 1-(3-二甲氨基丙基)-3-乙基碳二亚胺盐酸盐和 N-羟基琥珀酰亚胺偶联法、戊二酸交联法、生物素连接法、惰性聚合物包被法及静电相互吸引法等,其中前两种方法使用的较为普遍。

荧光抗体的标记比较复杂,现在已有各种商品化的荧光素标记抗体出售。

临床中应用的荧光色素大多为有机化合物。现以异硫氰酸酯荧光素（fluorescein isothiocyanate，FITC）标记抗体应用最多。许多蛋白质分子（如抗体）在其表面含有较多的赖氨酸残基，在 pH 为 9.8 的条件下，这些赖氨酸残基的游离氨基可与 FITC 共价偶联结合，形成硫脲而连接在一起。

(二)荧光抗体的要求

荧光抗体是荧光免疫技术的关键试剂，其中抗体决定免疫反应的特异性，因此，对于标记的抗体应该具有高特异性和高亲和力。所用抗血清中不应含有针对标本中正常组织的抗体，否则会干扰检测。一般需经纯化提取 IgG 后再做标记。

(三)荧光素的要求

作为标记的荧光素应符合：①应具有能与蛋白质分子形成共价键的化学基团，与蛋白质结合后不易解离，而未结合的色素及其降解产物易于清除；②荧光效率高，与蛋白质结合后，仍能保持较高的荧光效率；③荧光色泽与背景组织的色泽对比鲜明；④与蛋白质结合后不影响蛋白质原有的生化与免疫性质；⑤标记方法简单、安全无毒；⑥与蛋白质结合后形成的结合物稳定，易于保存。

(四)荧光素标记抗体的纯化

抗体标记完成后，还应对标记抗体做进一步纯化，以去除未结合的游离的荧光素及游离抗体，纯化方法可采用透析法或层析法。

1.透析法

将标记的抗体放入透析袋中，不断更换透析液透析 1 周左右，直至透析液在紫外灯下照射不发荧光为止，本法适用于蛋白质含量低的标志物处理。

2.层析法

将标记的抗体过凝胶柱，洗脱第一峰为结合蛋白峰，第二峰为荧光素峰。收集第一峰即为纯化的标记抗体。本法简便快速，可在数小时内完成。

(五)荧光抗体的鉴定

1.荧光素与蛋白质的结合比率

结合的荧光抗体并不是均一的，有的过量结合，有的未结合。过量结合者是非特异荧光着色的来源之一，而未结合者具有抑制特异性荧光抗体反应的作用。荧光素结合到蛋白上的量的重要指标是荧光素与蛋白质的结合比例（F/P）。其指荧光素（F）结合到蛋白（P）上的量，其计算方法：FITC 标记的荧光抗体稀释至 $A_{280\,nm}$ 约为 1.0，分别测定 $A_{495\,nm}$ 和 $A_{280\,nm}$ 值，按下列公式计算 F/P 比值。

$$F/P = \frac{2.87 \times A_{495\,nm}}{A_{280\,nm} - 0.35 \times A_{495\,nm}}$$

F/P 比值越大,表明抗体分子结合的荧光素越多,反之则结合越少。一般用于固定标本的荧光抗体以 F/P=1.5 为宜,用于活细胞染色以 F/P=2.4 为宜。

2.抗体效价

荧光抗体制备完成后应对其活性加以鉴定。可以采用双向免疫扩散试验测定抗体效价,抗原含量为 1 g/L 时,抗体效价>1∶16 较为理想。

3.抗体特异性

(1)吸收试验:向荧光抗体中加入过量相应抗原反应后,再用于阳性标本染色,应不出现明显荧光。

(2)抑制试验:阳性标本先与相应未标记抗体反应,洗涤后再加荧光抗体染色,应受到明显抑制。

(六)荧光抗体的保存

荧光抗体的保存既要防止抗体失活又要防止荧光淬灭。最好小量分装保存并注意避光,在 4 ℃中可存放半年以上,−20 ℃可保存 2~3 年。真空干燥后可长期保存。稀释后的抗体不宜长时间保存,在 4 ℃可保存 1~3 天。

二、荧光显微技术

荧光显微技术采用荧光素标记抗体与标本中的组织或细胞抗原反应,经洗涤分离后,在荧光显微镜下观察呈现特异性荧光的抗原抗体复合物及其存在的部位,借此对组织细胞抗原进行定位和定性检测,或对自身抗体进行定性和滴度检测,其过程主要包括标本制作、荧光染色及结果分析 3 个步骤,该技术是免疫组织化学的重要组成部分。

(一)标本制作

荧光显微技术主要靠观察切片标本上荧光抗体的染色结果来对抗原进行定位和鉴定。因此标本制作的好坏直接影响检测的结果。在制作标本过程中应力求保持抗原的完整性,并在染色、洗涤和封埋过程中,抗原应尽量不发生溶解和变性,也不扩散至临近细胞或组织间隙中去。标本切片尽量薄些,以利抗原抗体接触和镜检。临床上常见的检测标本主要有组织、细胞和细菌三大类。按不同标本可制作成切片、涂片和印片。组织材料可制备成石蜡切片或冷冻切片。石蜡切片因操作烦琐、结果不稳定、非特异反应强等原因已很少在荧光显微技术中应用。组织标本也可制成印片,方法是用洗净的玻片轻压组织切面,使玻片粘上

1~2层组织细胞。细胞或细菌可制成涂片,涂片应尽量薄而均匀。涂片或印片制成后应迅速吹干、封装,立即使用或置-10℃保存备用。

(二)基本原理

根据抗原抗体反应原理,先将已知的抗体标记荧光素,制成荧光抗体,再用这种荧光抗体作为探针与细胞或组织内相应抗原结合,在细胞或组织中形成的抗原抗体复合物上结合有荧光素,利用荧光显微镜观察标本,荧光素受激发光的照射而发射出一定波长的荧光,从而可确定组织中某种抗原的位置,并可进行定量分析。

(三)常用荧光染色法

根据染色的方法不同可将免疫荧光技术分为不同的实验类型,主要有直接法、间接法、补体结合法及双荧光素标记法等。

1.直接法

用荧光素标记的特异性抗体直接与相应抗原反应并结合,洗涤后在荧光显微镜下观察特异性荧光,以检测未知抗原。该方法操作简便快速、特异性强,但敏感性较低,一种荧光抗体只能检测一种抗原,所以应用范围相对较窄。

2.间接法

间接法是直接法的重要改进,首先采用针对细胞或组织内抗原特异性抗体(或称第一抗体)与细胞标本反应,随后用缓冲液洗去未与抗原结合的抗体,再用间接荧光抗体(也称抗抗体或第二抗体)与结合在抗原上的抗体(即第二抗体的抗原)结合,形成抗原-抗体-荧光抗体的复合物。由于结合在抗原抗体复合物上的荧光抗体显著多于直接法,因此,敏感性显著提高。间接法与直接法相比荧光亮度可增强3~4倍。其具有灵敏度高、应用范围广的特点,特别是一种荧光抗抗体可检测多种抗原或抗体,缺点是非特异性荧光本底较高。

3.补体结合法

补体结合法实质是间接法,大多数抗原抗体复合物都能结合补体。在染色时先将新鲜补体与第一抗体混合,同时加在抗原标本切片上,经37℃孵育后,如发生特异抗原抗体反应,补体就结合在抗原抗体复合物上,再用抗补体荧光抗体与结合的补体反应,形成抗原-抗体-补体荧光抗体的复合物。本法是间接法的改良,补体结合法同样具有间接法的特点,即只需一种荧光抗体,可适用于各种不同种属来源的第一抗体的检测。该法虽敏感,但参加反应的因素较多,故特异性较差,此外由于补体不稳定,每次需采集新鲜豚鼠血清,操作相对复杂,临床上应用不多。

4.双荧光素标记法

双荧光素标记法的原理与直接法相同。将两种荧光抗体以适当比例混合，加在标本上孵育后，按直接法洗去未结合的荧光抗体，抗 A 抗体呈现黄绿色荧光；抗 B 抗体呈现橘红色荧光，可以明确显示两种荧光抗原的位置。该法用于检测同一标本内的两种抗原。同理，也可衍生出多荧光素标记法，从而提高检测效率。

(四)荧光染色结果分析

经荧光抗体染色的标本，需要在荧光显微镜下观察，最好在染色当天镜检，以防荧光减退甚至消失而影响检测结果。荧光显微镜检验应在通风良好的暗室内进行。荧光抗体染色后的结果判断应严谨，在每次实验时均需设立实验对照（阳性和阴性对照，有条件的实验室可以加入临界值对照），排除假阳性和假阴性结果，正确区分特异性染色和非特异性染色。根据发射荧光强度，标本的特异性荧光强度通常用"＋"表示。"－"为无或仅见极微弱荧光；"＋"为荧光较弱但清楚可见；"＋＋"为荧光明亮；"＋＋＋"为耀眼的强荧光。临床上根据特异性荧光强度达"＋"以上判定为阳性，而阴性对照应呈"－"，临界值对照应呈"±"。这种半定量的结果表示方法具有一定的主观性，不同操作者之间的可比性较差，在临床实验中最好加入临界值荧光强度血清以更好地区别阳性和阴性标本，降低检测结果的变异度。

(五)进展

在临床应用中，通常采用荧光物质标记所要研究的物质，通过监测荧光物质直接达到靶向追踪和监测的目的。此外，目前已研制成功利用不同环境的差异而引起荧光物质的荧光强度发生变化，荧光显微镜下观测这种变化，也可间接地达到示踪的目的，如 4-十七烷基-7-羟基香豆素是一种 pH 敏感的荧光标志物，主要作用于细胞膜表面，随着细胞所处环境 pH 的改变而引起荧光强度的变化，观测这种变化，可以研究阳离子脂类与细胞膜的作用等。

三、荧光免疫测定技术

荧光免疫测定技术是将抗原抗体反应的高度特异性与荧光的可测量性结合起来，以荧光物质作为示踪剂标记抗体(或抗原)制成特异性试剂，用于检测特定的抗原或抗体的存在部位或浓度。荧光物质经激发光的照射而发出荧光，利用这个特性可以对待测物进行有针对性的检测。在一定条件下，待测物质浓度越高,激发光照射后所发射的荧光越强;反之,浓度越低,所发射的光也越弱;根据荧光强度的强弱,可以对待测物的浓度进行判定。定量检测的关键是根据不同浓度的待测物经特定波长的激发光照射后产生的荧光强度的大小,来确定待测物的浓度。待测物的浓度与发射荧光的强度呈一定的比例关系。目前通常借助光电器件进行荧光检测。如光电倍增管可将荧光强度转化为便于分析的电信号(常为电压信号)。光电倍增管是一种可以接收荧光的光电传感器件。通常辐射出的荧光强度较为微弱,需要对接收到的信号进行放大、转换等一系列的处理之后,从而实现数据的高分辨率分析,提高荧光信号检测的准确度。荧光免疫分析仪的测量精度取决于其对荧光信号检测电路的抗噪声能力。采用电流模放大电路和暗电流自动补偿技术可以显著地减小噪声,较大地提高信噪比,提高信号采集精度、灵敏度、稳定性和可靠性,从而提高荧光免疫分析仪的整体性能。目前已有成熟的商品化的自动化荧光检测仪器可以定量检测液体中的待测物质,通过电脑处理系统可以直接输出待测物的浓度,为临床诊断提高可靠依据。常用的荧光免疫测定技术主要包括时间分辨荧光免疫测定、荧光免疫即时检测技术、荧光偏振免疫测定等,这些技术均基于荧光标记免疫反应原理实现对待测物的检测。

(一)时间分辨荧光免疫测定

时间分辨荧光免疫测定是以镧系元素标记抗原或抗体,并与时间分辨测定技术相结合而建立起来的一种新型非放射性微量分析技术,具有灵敏度高、发光稳定、荧光寿命长、自然荧光干扰少、标准曲线范围宽等特点,目前已在临床检测中广泛使用。

1.基本原理

(1)时间分辨:通常很多组织、蛋白或其他化合物,在激发光的照射下都能发出一定波长的自发荧光,如血清蛋白可发射出短波长荧光(激发光波长 280 nm,发射光波长 320～350 nm),胆红素发射出较长波长的荧光(激发光波长 330～360 nm,发射光波长 430～470 nm),这些荧光为非特异性荧光,干扰荧光免疫测定的特异性和灵敏度,但它们的荧光寿命通常较短(1～10 ns),最长不超过20 ns。而镧系元素螯合物的荧光寿命较长(10～1 000 μs)。因此,在检测时可在短寿命本底自发荧光完全衰变后,再测定镧系元素螯合物的特异性荧光信号,可有效地降低本底荧光的干扰,故称为时间分辨,这也是时间分辨荧光免疫测定具有高灵敏度的原因之一。

(2)斯托克斯位移:选择荧光物质作为标志物时,必须考虑激发光谱和发射光谱的波长差,即斯托克斯位移。如果斯托克斯位移小,激发光谱和发射光谱常有重叠,相互干扰,从而影响检测结果的准确性。镧系元素的荧光光谱斯托克斯位移较大,很容易利用简单的滤光片把激发光和发射光分开,消除由样品池、溶剂分子和溶液中胶体颗粒等造成激发光散射引起的干扰。

(3)激发光谱和发射光谱:镧系元素发射光谱带较窄,多在 613 nm±10 nm。利用 615 nm±5 nm 的滤光片只允许此波段的发射荧光通过,可排除其余波长的荧光。生物样品的本底荧光波长通常在 350~600 nm,故在 615 nm±5 nm 波段内,来自生物样品的荧光干扰极少,可有效地降低本底荧光。镧系元素激发光谱带较宽,通常为 300~350 nm,非常有利于激发光的选择并增加激发能,从而提高检测的灵敏度。

(4)荧光标志物的相对比活性:比活性是指单位时间内每个标记分子可被探测到的信号量。测定铕(Eu^{3+})螯合物发射荧光采用的荧光激发光源为脉冲氙灯,其工作频率为 1 000 次/秒,由光导纤维、调节控制器和闪光管触发器组成控制系统。闪光管的确切数目由调节控制器控制,以保证闪光管的光子发射的强度不变,为荧光检测提供一个稳定的激发光光源。在测量时间内 Eu^{3+} 标志物可被反复激发,每次激发后,它由激发态很快回到基态,就有荧光发射,然后又可被重新激发,如此每秒可有 1 000 次激发,这就相当于大大提高了荧光标志物比活性。

(5)信号增强:免疫反应完成后,形成的 Eu^{3+} 标记抗原抗体复合物在弱碱性溶液中经激发后的荧光信号相对较弱,加入酸性增强液可使 Eu^{3+} 标记抗原抗体复合物的 pH 降低至 2~3,Eu^{3+} 从复合物上完全解离下来,游离的 Eu^{3+} 可被增强液中的螯合剂所螯合,在协同剂等其他成分的作用下,与增强液中的 β-二酮体生成一个以 Eu^{3+} 为核心的保护性胶态分子团,这是一个具有高强度荧光的稳定螯合物,信号的增强效果可达上百万倍。

2.标志物和标记方法

(1)标志物:用于时间分辨荧光免疫测定的标志物是镧系元素,主要包括 Eu^{3+}、铽(Tb^{3+})、钐(Sm^{3+})、钕(Nd^{3+})和镝(Dy^{3+})等,它们的荧光寿命较长,尤其是 Eu^{3+} 和 Tb^{3+} 两种元素,而且其荧光强度高。因此,时间分辨荧光免疫测定中多用 Eu^{3+} 和 Tb^{3+} 作为标志物,其中 Eu^{3+} 的应用最为广泛。镧系元素在游离状态下荧光信号相对较弱,只有与螯合剂如 β-萘甲酰三氟丙酮等形成螯合物后,可使荧光强度得到增强,螯合物的荧光寿命与形成螯合物的配位体有关。

(2)标记方法:镧系元素离子不能直接与抗原或抗体分子结合,需利用具有双功能基团的螯合剂,其一端与镧系元素离子结合,另一端与抗原或抗体蛋白分子上的氨基结合,形成镧系元素离子-螯合剂-抗原(或抗体)复合物。常用的双功能螯合剂有 1-(对-苯偶氮)-乙二胺四乙酸、异硫氰酸苯甲基-乙二胺四乙酸和二乙烯三胺五乙酸等,此法可允许每个蛋白质分子上标记多个 Eu^{3+},而不影响其生物学活性和稳定性。螯合剂可先螯合 Eu^{3+},再连接蛋白质(一步法),或先连接蛋白质,再螯合 Eu^{3+}(二步法)。针对小分子半抗原,则需先将半抗原与大分子载体蛋白(小牛血清蛋白、多聚赖氨酸等)连接,再标记 Eu^{3+}。

3.实验类型

(1)双抗体夹心法:将待检抗原与固相抗体结合,再与 Eu^{3+} 标记抗体结合,形成固相抗体-Ag-Eu^{3+} 标记抗体复合物,在酸性增强液作用下,复合物上的 Eu^{3+} 从免疫复合物中解离并形成新的微粒,在 340 nm 激发光照射下,游离出的 Eu^{3+} 螯合物可发射 613 nm 的荧光。经时间分辨荧光检测仪测定并推算出待检抗原的含量。

(2)固相抗体竞争法:将待检抗原和 Eu^{3+} 标记抗原与固相抗体发生竞争结合,温育、洗涤后在固相中加入荧光增强液,测定荧光强度,所测得的荧光强度与待检抗原含量呈负相关。

(3)固相抗原竞争法:将待检抗原和固相抗原竞争性结合定量的 Eu^{3+} 标记抗体,温育、洗涤后在固相中加入荧光增强液,测定荧光强度,所测得的荧光强度与待检抗原含量呈负相关。

4.方法特点

根据镧系元素螯合物的发光特点,采用时间分辨技术测量荧光,可有效地排除非特异荧光的干扰,因而极大地提高了检测灵敏度,该法检出下限可达到10～18 mol/L(普通的荧光免疫技术只能达到 $1×10^{-8}$ mol/L);镧系元素螯合物还具有荧光分析范围宽,可达 4～5 个数量级,标记结合物稳定,使用有效期长,测量快速,易于自动化,无放射性污染等优点。由于时间分辨荧光免疫测定在灵敏度、稳定性和测量自动化程度等方面都可与放射免疫分析技术媲美,为目前超微量物质分析方法中最有发展前途的一项技术。但其不足之处是易受环境、试剂和容器中的镧系元素离子的污染,使检测本底升高。

(二)荧光免疫即时检测技术

荧光免疫即时检测技术是指在患者床旁进行的一种快速检测的分析技术,该技术能在病房或家中等实验室之外的地方开展。荧光免疫即时检测技术主要采用条式或卡式便携式分析仪器,对患者标本进行即时检测,该检测方法属于干式化学检测法。荧光免疫即时检测技术是基于荧光标记免疫检测的原理实现的。

1.基本原理

目前通常采用荧光免疫层析分析技术实现荧光免疫即时检测技术的检测,该技术结合了荧光免疫和免疫层析两种先进技术。荧光免疫层析测试条的一般结构主要包括样品垫、结合垫、吸水垫、硝酸纤维素膜、塑料基板等部分,在纤维素膜上固定有检测带和控制带。其工作原理:将不影响抗体抗原活性的荧光材料标记在抗体或抗原上,制作成荧光探针,将一定浓度的待测物滴加在样品垫上,溶液通过层析作用向前移动,溶解检测带上固化的标志物后与之发生特异性反应,结合物在检测线上富集,形成含有标记荧光染料的抗原抗体复合物。利用激发光照射,测定复合物中的荧光含量,从而推算出被测物质的浓度。利用荧光免疫层析试纸条可以实现对待测物的定性或者定量检测。若以标志物 Eu^{3+} 为例,其具有以下特性:在紫外光的激发下产生 613 nm 的红光。当激发光波长为337 nm 时,激发效率最高。应用以光电探测器为核心的光电检测系统分析测试带的光谱形状和峰值,可得出与测试带颜色深度呈线性相关的待测物浓度。

2.实验类型

(1)竞争法:待测物中的某种抗原与检测线处同种抗原竞争性地与标记抗体相结合的反应,结合形成的免疫复合物停留了下来,而游离未结合分子继续前行,从而达到结合物与游离物分离的目的,检测线处的荧光强度与待检抗原含量呈负相关。

(2)夹心法:待测物中某种抗体(抗原)与检测线处抗原,以及荧光标记的抗原(抗体)特异性相结合的过程,在检测线处形成抗体-抗原-抗体形式的夹心结构复合物停留下来,而游离未结合分子继续前行,从而达到结合物与游离物分离的目的,荧光强度与待检物含量呈正相关。

3.方法特点

荧光免疫即时检测技术具有荧光免疫即时检测技术的全部特点,其优点具有检测时间短、标本通常为全血、操作简单,仪器小巧,对专业技术要求不高,但其缺点是试验成本较高,结果准确度较传统方法差,但由于其开展方便,获取结果快速,因此,该技术在对心血管疾病、糖尿病的诊断中以及加强医疗病房及急诊医学等领域具有较好的应用前景。

(三)荧光偏振免疫测定

荧光偏振免疫测定是利用抗原抗体竞争反应原理,根据荧光素标记抗原与荧光素抗原抗体复合物之间荧光偏振程度的差异,测定体液中小分子抗原物质的含量。

1.基本原理

当光线通过偏振滤光片后,形成只有 1 个方向的平面光,称为偏振光。用荧光素标记的示踪物与分析物的复合体经单一平面偏振光照射后,可发出单一平面的偏振荧光,此荧光在特定偏振面的强度与复合体受激发时的转动速度成反比,转动速度与分子量的大小成反比。当荧光标记的示踪物与分析物的复合体结合后,分体对相应大分子抗体进行竞争性结合,使游离的复合体增多,而复合体转动速度较高,这样在特定偏振面上检测到的荧光强度较低,反之检测到的荧光强度就会较高。因此通过检测在特定偏振面上的荧光强度的高低就可得到待检血清中分析物的浓度。

在反应体系中,荧光素标记的小分子抗原(AgF)转动速度快,偏振荧光弱;与抗体结合后,荧光素标记抗原抗体复合物(AgF-Ab)分子增大,转动速度减慢,受偏振光激发后发射出的偏振荧光明显增强。当待检抗原浓度高时,由于竞争结合,形成 AgF-Ab 少,游离的 AgF 多,受偏振光激发后,发射出的偏振荧光弱,即待检抗原含量与偏振荧光强度呈负相关,通过标准曲线即可推算出待检抗原含量。荧光偏振免疫测定通常采用 FITC 标记小分子抗原进行检测。

2.方法特点

荧光偏振免疫测定属于均相免疫测定,该法样品用量少、荧光素标记结合物稳定、使用寿命长、重复性好、检测快速、易于自动化。荧光偏振免疫测定法检测试剂盒专属性强,通常适用于检测小分子到中等分子抗原物质,不适宜于测定大分子抗原物质,方法的灵敏度较非均相荧光酶免疫测定法低。

第二章

骨髓细胞学检验

第一节　骨髓细胞形态学检验流程及质量控制

一、骨髓细胞形态学检验流程

(一)穿刺部位

通过骨髓穿刺术获取骨髓成分,穿刺部位包括髂前上棘、髂后上棘、胸骨和脊柱棘突。正常情况下,以上部位的骨髓成分无明显差别。胸骨骨髓液丰富,但胸骨较薄,后方为心脏及大血管,穿刺风险较大,且不能行骨髓活检,临床医师多不首选,但在其他部位穿刺出现干抽或诊断再生障碍性贫血时需行胸骨穿刺。髂前上棘和髂后上棘可因年龄原因导致生理性造血功能减退,但因髂后上棘穿刺位置平、易于固定、髓腔大,利于操作,故临床多首选髂后上棘。

(二)取材

骨髓液采集量一般为 0.2 mL,多于 0.2 mL 易发生混血。

(三)涂片

骨髓液涂于载玻片上,涂片上血膜应位于涂片中央位置,呈舌状,分为头、体、尾三部分,骨髓涂片的同时做末梢血涂片,涂片数量应在穿刺前依据疾病诊断需要而定。

(四)染色

染液多选取瑞氏-吉姆萨复合染液,通常情况下,室温染色 15～30 分钟,流水冲去染液。染色时间的长短与细胞数量和种类相关,如细胞数量多染色时间长,同样细胞数量时,粒细胞白血病染色时间较淋巴细胞白血病时间长。

（五）显微镜低倍镜检查

1.判断取材、涂片、染色是否满意

（1）取材满意应该是无骨髓稀释，抽吸骨髓时混进少量血液称为骨髓部分稀释，混进大量血液时称为骨髓完全稀释。部分稀释时骨髓小粒和油滴少或不见，骨髓特有细胞少，中性粒细胞分叶核大于杆状核。完全稀释的骨髓涂片与外周血涂片的细胞成分完全一样。

（2）涂片满意应该是细胞均匀分布又不太分离。

（3）染色满意应该是细胞染色后核结构清晰。

油滴的评估包括以下几点。①－：无油滴；②＋：油滴少且小，呈细沙状，均匀分布，涂片后于血膜尾部有很少油滴；③＋＋：油滴稍多且大，有的直径达1 mm以上，涂片后于血膜尾部有油滴，不易干燥；④＋＋＋：油滴聚集成片。

2.判断增生程度

根据骨髓中有核细胞与成熟红细胞的比例将骨髓细胞增生程度分为以下5级。

（1）极度活跃有核细胞：成熟红细胞约为1:1。

（2）明显活跃有核细胞：成熟红细胞约为1:10。

（3）增生活跃有核细胞：成熟红细胞约为1:20。

（4）增生降低有核细胞：成熟红细胞约为1:50。

（5）增生重度降低有核细胞：成熟红细胞约为1:300。

3.计数全片巨核细胞数目和查看有无异常细胞

计数全片巨核细胞数目和查看有无淋巴瘤细胞、骨髓瘤细胞、转移癌细胞、肥大细胞、朗格汉斯细胞、戈谢细胞等异常细胞。

（六）显微镜油镜检查

分类500个或200个细胞，计算粒系百分比、红系百分比、粒红比值、淋巴及单核细胞百分比，分类计数巨核细胞，观察细胞形态改变。

1.骨髓有核细胞计数

从血膜中部（体尾交界部）开始，由上至下（或由下至上），进行骨髓有核细胞计数，至少计数各类有核细胞500个（如果细胞数过少可计数2张涂片或仅计数200个），包括原始粒细胞、早幼粒细胞、中幼粒细胞、晚幼粒细胞、中性杆状核粒细胞、中性分叶核粒细胞、嗜酸性粒细胞、嗜碱性粒细胞、单核细胞、淋巴细胞、浆细胞和有核红细胞，不包括巨核细胞。

可从以下几个方面详细观察各系统细胞。

(1)粒细胞系统：各阶段细胞比值、细胞的大小、细胞核形态及成熟度、胞质的颜色及内容物(空泡、吞噬物、颗粒、奥氏小体)。

(2)红细胞系统：各阶段细胞比值,形态有无变异(如巨幼样变、多核、核出芽等),细胞质量及颜色,是否有点彩颗粒、豪周小体等,成熟红细胞大小、中心淡染区大小、形态变异等。

(3)单核细胞系统：各阶段细胞比值、细胞的大小、细胞核形态及成熟度,胞质的颜色和内容物(空泡、包涵体、奥氏小体等)。

(4)淋巴细胞系统：各阶段细胞比值、大小形态及胞质内有无空泡、包涵体等。特别要注意观察淋巴细胞胞质多少、颜色有何变异。如果淋巴细胞呈聚集性分布,则这些呈聚集性分布的淋巴细胞不应计入骨髓有核细胞,但应在报告中加以描述。

(5)浆细胞系统：占有核细胞的百分数,有无原始浆细胞、幼稚浆细胞,浆细胞胞质有无其他病理改变。

2.计算比值

根据粒系细胞总数和有核红系细胞总数计算粒红比值;《血细胞形态学分析中国专家共识(2013年版)》中是根据髓系(包括粒系和单核细胞系)细胞总数与有核红细胞总数之比计算出髓系：红系的比例。

3.巨核细胞分类计数

计数25个巨核细胞,计数各分化成熟阶段巨核细胞数。要注意巨核细胞的大小、形态、成熟程度、胞质中的颗粒及有无空泡变性,血小板计数多少及形态、分布。

4.检查骨髓小粒

判断骨髓小粒的细胞面积及骨髓小粒的细胞成分(造血细胞为主还是非造血细胞为主)。

5.确认特殊细胞及分类不明细胞

注意涂片尾部及周边有无细胞成团和体积较大的病理细胞(如尼曼-皮克尼曼-匹克细胞、转移癌细胞等)。在计数分类过程中如有形态特异但不能归类的细胞,可描述其形态归属为分类不明细胞。

6.非造血细胞

肥大细胞、网状细胞、成骨细胞、破骨细胞等属非造血细胞,不计入骨髓有核细胞,但应在骨髓报告中加以描述。

7.其他

有无寄生虫,如疟原虫、黑热病小体等。

(七)判断骨髓常规是否正常

正常骨髓常规具备以下特点。

(1)骨髓增生活跃。

(2)粒细胞计数占有核细胞计数 50%～60%。其中原始粒细胞计数<2%,早幼粒细胞计数<5%,中、晚幼粒细胞计数均<15%,成熟粒细胞计数杆状核>分叶核。嗜酸性粒细胞计数<5%,嗜碱性粒细胞计数<1%。细胞形态染色基本正常。

(3)有核红细胞计数约占有核细胞计数的 20%,其中原始红细胞计数<1%,早幼红细胞计数<5%,中、晚幼红细胞计数各约 10%。细胞形态染色基本正常。成熟红细胞的大小、形态、染色正常。

(4)粒红比值是骨髓中粒系细胞总数除以有核红细胞总数的商值,国内教材多为(2～4):1,也有(1.5～3.5):1 的报道,实验室可根据需要验证或建立粒红比值的参考区间。

(5)淋巴细胞计数约占 20%,在小儿可达 40%,为成熟淋巴细胞,原始淋巴细胞、幼稚淋巴细胞很少见。单核细胞和浆细胞计数<4%,为成熟阶段的细胞。

(6)巨核细胞系统:在 1.5 cm×3 cm 的片膜上,可见巨核细胞计数 7～35 个,多为颗粒型和产板型巨核细胞,原始巨核细胞和幼稚巨核细胞少见,血小板成堆易见。

(7)骨髓小粒细胞面积约占 50%,以造血细胞为主。少见网状细胞、内皮细胞、组织嗜碱性粒细胞。少见核分裂象,无异常细胞和寄生虫。

(八)提出骨髓细胞形态学检验报告的诊断意见

值得指出的是,骨髓细胞形态学诊断需依据骨髓增生程度、有核细胞中不同系列细胞所占的百分比、每一系列中不同阶段细胞所占的百分比,以及细胞的形态,并要结合病史、临床症状、体征综合分析,必要时结合其他相关检查。

1.肯定性诊断

按照疾病的诊疗标准、依据骨髓病变细胞的数量和形态就能对疾病做出确定诊断属于肯定性诊断,如急性白血病、慢性白血病、类脂质沉积病(如戈谢病、尼曼-皮克病、海蓝组织细胞增生症)等。

2.符合性或支持性诊断

临床考虑为某一疾病,骨髓细胞形态学检查病变细胞的数量和形态符合这种疾病病理变化属于符合性或支持性诊断,如缺铁性贫血、溶血性贫血、再生障碍性贫血、骨髓增生异常综合征、脾功能亢进和血小板减少性紫癜等。

3.排除性诊断

临床考虑为某一疾病、但需要通过骨髓细胞形态学病变细胞的数量和形态的检查来除外另一种疾病属于排除性诊断,如缺铁性贫血与非缺铁性贫血、原发性血小板减少与继发性血小板减少、血液病导致的贫血与继发性贫血。

4.描述性意见

骨髓细胞形态学检验细胞的数量和形态正常或发生异常改变,这种改变可能发生在粒系、红系、巨核系或其他,也可发生在两个系列以上,但是这些变化可能是多种疾病所具有的共同变化,也可能是某一疾病导致的多种变化,依据变化的数量和形态不足以诊断为某一疾病,此时细胞学诊断多为描述性意见,即将镜下所见直接语言描述报告给临床。

二、骨髓细胞形态学诊断质量控制

(一)对人员技术水平的要求

进行骨髓细胞形态学诊断的专业人员其技术水平需要满足以下几个方面。

1.形态学人员培训和能力评审

形态学检查技术主管应有专业技术培训经历如进修学习、参加形态学检查培训班;应制订员工能力评审的内容和方法,应每年评估员工的工作能力。对新进员工,尤其是从事血液学形态识别的人员,在最初 6 个月内应至少进行 2 次能力评估。当职责变更时,或离岗 6 个月以上再上岗时,或政策、程序、技术有变更时,应对员工进行再培训和再评估,合格后才可继续上岗,并记录。

2.细胞形态学的人员比对

比对频次至少每 6 个月 1 次,尽量覆盖全体人员和全部项目,比对样本应为 5 份临床样本,比对标准一般>80%为合格。

3.人员考核

形态学检查技术主管应有专业技术培训(如进修学习、参加形态学检查培训班等)的考核记录,其他形态学检查人员应有定期培训的考核记录。

4.骨髓细胞形态学诊断正确度或符合率追踪

定期追踪骨髓常规报告与临床诊断一致性或与病理诊断一致性。

(二)对标本的要求

用于骨髓细胞学报告的骨髓涂片应保证是一张合格的标本,具体为以下条件。

1.合格标本的判断

(1)取材、涂片、染色满意。

(2)镜下观察中性粒细胞计数杆状核＞分叶核。

(3)含有骨髓中特有的细胞。

(4)涂片尾部可见骨髓小粒或脂肪小滴。

2.不合格标本的判断

(1)肉眼观察如果血膜过厚、涂片过于弥漫分布、出现凝块,涂片尾部无骨髓小粒或油滴,镜下观察中性粒细胞计数分叶核＞杆状核,骨髓细胞成分少,无骨髓中特有的细胞,则判断为不合格的标本。

(2)涂片太厚,细胞聚集不能展开,细胞形态不好辨认;涂片太薄,细胞全被推散,分布不匀,分类困难。

(3)染色太深,其结构不清;染色太浅,也不易形态辨认。

(三)对于骨髓检验报告内容的要求

1.血细胞形态学分析报告的内容

(1)报告骨髓穿刺取材(包括涂片制备和染色)是否满意:骨髓涂片是否有骨髓小粒、是否干抽或是否为血液稀释,也应在报告中加以说明。

(2)报告骨髓细胞增生程度:骨髓活检切片好于骨髓涂片,特别是患者伴有骨髓纤维组织增生时。一些异常表现,如细胞坏死或呈胶冻状、背景染色、细胞间蛋白样物质、缗钱状或结晶体等也应加以描述。

(3)报告细胞和观察到的任何异常细胞均应做出量和质的描述:红系和粒系细胞的比例(升高、正常或减少),成熟是否正常,以及形态应加以详细描述。应报告原始细胞比例、淋巴细胞和浆细胞比例及是否有形态异常、巨核细胞数和形态。当巨噬细胞数增多时应加以指出,形态异常(噬血或噬红细胞、有诸如微生物或晶体等包含物、胞质空泡或海蓝组织细胞)也应描述。肥大细胞计数增多、任何不典型形态特征或聚集均应加以记录。任何异常细胞或成堆分布转移瘤细胞应加以描述,如果破坏细胞显著增多也应描述。

(4)报告粒红比值。

(5)细胞化学染色作为常规检测描述其结果。

(6)诊断性报告及对比:如果可以依据形态学做出明确诊断则在报告结论中写出诊断,不能做出明确诊断的,则应对主要发现做出描述。如果此次骨髓穿刺是对疾病进行监测且此前做过骨髓穿刺,则此次骨髓检查发现应与前次做比较,对变化做出描述。

（7）骨髓报告应包括外周血细胞计数，如血红蛋白值、白细胞计数、白细胞分类计数（中性粒细胞、嗜酸性粒细胞、嗜碱性粒细胞、单核细胞、淋巴细胞和其他可能存在的细胞）和血小板计数，以及外周血涂片细胞形态学描述。

2.骨髓检验报告单模式

（1）临床信息：患者床号、姓名、年龄、性别、主要症状和体征、临床初步诊断、外周血常规检测结果（包括血红蛋白值、白细胞计数和分类计数、血小板计数）、骨髓穿刺日期、部位、穿刺难易程度等。

（2）检验信息：取材、涂片和染色的质量、有核细胞增生程度、粒红比值、有核细胞分类计数；粒系百分比（升高、正常、降低）及各阶段比例（左移、正常、右移），各阶段粒细胞形态有无异常；单核细胞比例形态描述；红系百分比（升高、正常、降低）、红细胞形态描述；巨核细胞系低倍镜全片共见巨核细胞数，分类25个细胞中原始巨核、幼稚巨核、成熟无血小板形成巨核（颗粒型巨核细胞）、成熟有血小板形成巨核（产板型巨核细胞）、裸核的个数，血小板数量与分布；淋巴细胞比例和形态描述；浆细胞比例和形态描述；其他造血细胞；异常细胞（如转移瘤细胞）的描述；外周血涂片细胞分类计数的比例和形态学描述；检验诊断或意见。

（3）其他信息：如医院名称、报告人签字和报告日期等。

第二节　骨髓细胞形态学检验

骨髓细胞形态学检验以骨髓涂片为主，但因骨髓穿刺常受血液稀释和组织病变特性（如骨髓纤维化和异常巨核细胞与淋巴细胞不易被抽吸），以及髓液特性（如涂片红细胞形态常不易观察）的影响，有若干欠缺。如有可能，与骨髓组织印片、血片和骨髓活检进行互补检验。

一、适应证与禁忌证

（一）适应证

1.血细胞变化和形态异常

（1）血细胞计数减少（尤其是不易临床解释）的各种贫血、白细胞减少症和血小板减少症。

（2）疑似的脾功能亢进、浆细胞骨髓瘤、类脂质代谢障碍性疾病等。

（3）血细胞计数增加的白血病、类白血病反应、感染，以及骨髓增殖性肿瘤和淋巴瘤等，包括这些疾病的可疑病例。

（4）血细胞形态明显异常者。

2.经一定检查原因未明或不明的相关体征

脾大和/或肝大；淋巴结肿大；发热；骨痛或骨质破坏；红细胞沉降率明显升高，尤其是＞35岁者；胸腔积液；高钙血症和皮肤病损；年龄较大者的蛋白尿及肾脏受损；紫癜、出血或黄疸等。

3.需做血液病病期诊断和治疗观察

前者如对淋巴瘤病期的评估；后者如造血和淋巴组织肿瘤化疗前后的骨髓评估。

4.评估体内铁的贮存

骨髓细胞内外铁检查仍是目前评价体内铁含量多少的金标准，加之直观的细胞形态学所见，是其他方法所不能比拟的。

5.疑难病例

疑难病例中，一部分是由隐蔽的造血和淋巴组织疾病所致。对就诊于其他临床科而诊断不明、治疗无效者，尤其是有血液检查改变的疑难病例。

6.以骨髓细胞为样本的其他检查

造血细胞培养、骨髓细胞（分子）遗传学检查、骨髓细菌培养、骨髓细胞流式细胞仪免疫表型检查等。

7.其他

如临床需要了解骨髓造血功能，需要排除或需要作出鉴别诊断的造血和淋巴组织疾病；因患者明显的心理、精神因素经解释仍怀疑自己患有血液疾病者。

(二)禁忌证

除了血友病等凝血因子中重度缺陷外，均可进行骨髓穿刺和活检，但局部有炎症（如压疮）或畸形应避开。

二、标本的处理

(一)标本采集

标本采集一般以临床居多。考虑到标本质量的保证、直面患者了解病况对诊断的需要，专门的骨髓检查科室应参与骨髓采集与标本制备。许多血液病骨髓穿刺与活检一起进行，故采集标本除了髓液涂片外，还常有骨髓印片和组织固定与血片的制备。

1.取材部位

成人患者首取髂后上棘,其次是髂前上棘。胸骨也是采集部位之一,常被用于髂骨穿刺获取的标本不能解决诊断,以及需要更多地了解造血功能时。3 岁以下患儿常选取胫骨。

2.抽吸骨髓液

抽吸骨髓液,一般以 0.2 mL 为宜。也可以将骨髓液放入乙二胺四乙酸二钾干燥抗凝管(2％乙二胺四乙酸二钾溶液 0.5 mL)抗凝后,按需制备涂片。

3.推制涂片

建议使用一端有磨砂区的载玻片,推片前在磨砂区写上患者的姓名和标本号等识别标记。将抽吸的骨髓液置于载玻片上立即制片,一般涂片 6~8 张;对疑似急性白血病者涂片 8~10 张。因部分需要细胞化学和免疫化学染色的血液病不能预见,所以涂片张数宜多。一般应同时采集血片 2 张。推制的涂片应有头、体、尾部分。

(二)标本染色

国际血液学标准化委员会推荐的细胞普通染色为罗曼洛夫斯基染色,由于该染色剂组成的天青 B 质量不易达到要求,故使用最多最广并被许可的是瑞氏-吉姆萨混合染色。

(三)原理

瑞氏染料中含有碱性亚甲蓝和酸性伊红两种主要成分,分别与细胞内的各种物质具有不同的亲和力,使之显现不同的色调以利于分辨。血红蛋白、嗜酸性颗粒是碱性蛋白,与瑞氏染料中的酸性伊红有亲和力,染成红色;淋巴细胞胞质和胞核的核仁含有酸性物质,与碱性亚甲蓝有亲和力,染成蓝色。当酸性和碱性物质各半时则被染成蓝红色或灰红色。胞核有 DNA 和碱性的组蛋白、精蛋白等成分,与染料中的酸性染料伊红有亲和力,但又含微量弱酸性蛋白与亚甲蓝反应,故胞核被染成紫红色。吉姆萨染色原理与瑞氏染色相似。瑞氏染液对胞质成分着色较佳,吉姆萨染液对胞核着色较佳,故采用两者的混合染色可使细胞着色获得较为满意的效果。

(四)试剂

1.染色液

(1)瑞氏-吉姆萨混合染液配制:瑞氏染料 0.5 g,吉姆萨染料 0.5 g,加入

— 23 —

500 mL的优级纯甲醇中混匀备用。

(2)分别配制瑞氏染液和吉姆萨染液后混合：取瑞氏染料0.84 g，倒入含500 mL的优级纯甲醇瓶中，振荡溶解(在配制的3～4周，每隔数天振摇1次)。取吉姆萨染料4.2 g加入已加温于37 ℃的280 mL甘油中，振荡数分钟，待基本溶解后加入优级纯甲醇280 mL，混合(在配制的3～4周，每隔数天振摇1次)。

2.PBS

取磷酸二氢钾0.3 g、磷酸氢二钠0.2 g，加入1 000 mL蒸馏水中溶解，调pH为6.8左右。

(五)操作

将干燥的涂片平放于有机玻璃染色盒或染色架上，滴满瑞氏染液；30秒后滴加吉姆萨染液2滴；分次加2倍于染液的PBS混合；染色10分钟后用水冲洗，置于晾片架上晾干。

染液配制和染色方法的改良很多，实验室可以根据各自的经验适当地灵活掌握，但染色的细胞必须符合要求。

(六)评判的基本标准

细胞膜、核膜、染色质结构清晰，红细胞完整、染色为微杏红色。国际血液学标准化委员会推荐的染色要求：染色质为紫色，核仁染为浅蓝色，嗜碱性胞质为蓝色，中性颗粒为紫色，嗜酸性颗粒为橘红色，嗜碱性颗粒为紫黑色，血小板颗粒为紫色，红细胞为红色至橘黄色，中毒性颗粒为黑色，棒状小体为紫色，杜勒小体为浅蓝色，染色质小体为紫色。

三、检验方法

有核细胞数量检验和细胞形态检验是镜检的两个主要内容。先用低倍镜检查，确认微小骨髓小粒和油滴的有无、染色的满意性，有核细胞的多少、有无明显的骨髓稀释、有无明显的异常细胞、涂片尾部有无特征细胞和异常的大细胞。然后用油镜进一步观察、确定细胞类型和分类，并随时与临床表现和相关检查相联系，对异常细胞进行定性和解释。

(一)油滴和小粒检验

1.操作

油滴为带有发亮感的大小不一的空泡结构，骨髓小粒为鱼肉样至油脂样，大小不一。当油滴和小粒细小，以及检查小粒内细胞时，需要镜检判断。

2.结果判定

油滴"－"为涂片上几乎不见油滴;"＋"为油滴稀少,在涂片上呈细沙状分布,尾端无油滴;"＋＋"为油滴多而大,尾端有油滴;"＋＋＋"为油滴聚集成堆或布满涂片。小粒"－"为涂片上不见小粒;"＋"为小粒稀小,眼观涂片尾部隐约可见,镜下有明显的小粒结构;"＋＋"为小粒较密集,在尾端明显可见;"＋＋＋"为小粒很多,在尾部彼此相连。

3.参考区间

正常骨髓涂片油滴为"＋～＋＋";骨髓小粒为"＋"。

4.临床意义

油滴在造血功能减退时增加,白血病等有核细胞计数增多时减少。鱼肉样小粒增多是造血旺盛的表现;检查小粒内细胞可以评估一些血液病的病变,如再生障碍性贫血小粒内缺乏造血细胞而由条索状纤维搭成网架和基质细胞构成的空巢。骨髓小粒明显存在是穿刺成功的标记。

(二)有核细胞数量检验

1.操作

检查骨髓涂片有核细胞的数量有无明显变化。我国多采用中国医学科学院血液学研究所五级分类法,在涂片厚薄均匀的区域根据有核细胞与红细胞的比,计算有核细胞的数量,即所谓的骨髓(细胞)增生程度。也可以取乙二胺四乙酸二钾抗凝骨髓液同白细胞计数法进行计数。

2.参考区间

增生活跃(镜检五级分类法),$(36 \sim 124) \times 10^9/\text{L}$(有核细胞直接计数法)。

(三)巨核细胞检验

1.操作

(1)巨核细胞数量:通常用低倍镜计数适宜大小[参考区间(2.0～2.5)cm×(3.0～3.5)cm]的全片巨核细胞或以片为单位,通过换算成一般认为的标准涂片面积(1.5 cm×3.0 cm)中的巨核细胞数。

(2)分类计数:低倍镜下的巨核细胞转到油镜确认其成熟阶段,分类 25 个,不足时增加涂片累计分类,计算百分比;<10 个时可以不用百分比表示。

(3)形态观察:检查巨核细胞有无大小异常、核叶异常(多少和异型性)、胞质空泡和病态造血。

(4)涂片上血小板:观察涂片上散在和成簇的血小板是否容易检出。

2.参考区间

(1)全片巨核细胞:全片巨核细胞数为 10～120 个;标准涂片面积[(1.5×3)cm]巨核细胞数为 7～35 个。

(2)巨核细胞阶段:原始巨核细胞为 0,幼巨核细胞为<5%,颗粒型为 10%～27%,产血小板型为 44%～60%,裸核为 8%～30%。

(四)细胞分类计数和粒红比值计算

骨髓细胞分类,骨髓有核细胞、非红系细胞(non erythroid cell,NEC)分类和单系细胞分类等。

1.骨髓有核细胞分类

一般分类计数 200 个骨髓有核细胞,如需要确切判断是骨髓增生异常综合征还是急性髓细胞白血病时,可增加至 500 个。

2.粒红比值

骨髓有核细胞分类后,以百分数为基数,计算总的粒系细胞和有核红细胞,求出粒红比值。

3.NEC 分类

NEC 为去除有核红细胞、淋巴细胞、巨噬细胞、浆细胞和肥大细胞(法美英分类),或去除有核红细胞、淋巴细胞和浆细胞(世界卫生组织分类)的方法。对急性髓细胞白血病的部分类型(如伴成熟和不伴成熟的急性髓细胞白血病、急性红系细胞白血病)和骨髓增生异常综合征幼红细胞>50%的患者,除了骨髓有核细胞分类外,还要进行 NEC 分类,以确认原始细胞是否≥20%(急性髓细胞白血病)或<20%(骨髓增生异常综合征)、≥90%(不伴成熟的急性髓细胞白血病)或<90%(伴成熟的急性髓细胞白血病)。

NEC 分类取决于原始细胞及其成熟状态、有核红细胞和淋巴细胞的百分数。骨髓有核细胞分类后某一细胞(用 x 表示)百分数可通过公式换算成 NEC 分类中某一细胞的百分数。公式如下。

$$NEC = x \div [100-(E+L+P)] \times 100\% (世界卫生组织分类法)$$

4.单系细胞分类

当前,尚需要单系细胞分类用于部分髓系肿瘤,需要对髓系 3 个系列中的单系细胞异常程度做进一步评价。如骨髓增生异常综合征、急性髓细胞白血病和骨髓增生异常-骨髓增殖性肿瘤是否存在明显的病态造血,就需要用单系细胞分类。评判有无粒系病态造血,具体为病态粒细胞占粒系细胞、红系病态造血为病态有核红细胞占有核红细胞、巨核系病态造血为分类 30 个巨核细胞计算病态巨核细胞占巨核细胞的百分比。参考区间为无病态造血细胞,或一般疾病中所占比例都<10%;>10%指示明显的病态造血存在。

在急性单核细胞白血病细胞分类中,也需要单系细胞分类,以确定原始单核细胞是否>80%(急性原始单核细胞白血病)与<80%(急性单核细胞白血病);反之,幼单核细胞是否>20%或<20%。

5.其他

髓系肿瘤与非髓系肿瘤并存时,如慢性中性粒细胞白血病与浆细胞骨髓瘤并存,细胞分类不能包括非髓系肿瘤细胞。即去除非髓系肿瘤细胞后,再进行骨髓有核细胞分类,以反映髓系细胞的增殖情况。

(五)细胞形态检验

细胞形态检验有两层含义,其一是单指细胞的形态变化,如高尔基体发育、颗粒多少、细胞毒性变化、细胞大小变化和病态造血性异常等;其二包括增多的幼稚细胞或正常情况下不出现的异常细胞,如原始细胞增加及其成熟障碍和找到转移性肿瘤细胞。观察的涂片区域,应选取厚薄均匀、细胞展开并有一定立体感的区域。形态与涂片厚薄显著相关,涂片厚细胞小,有颗粒者可以不见颗粒、不规则者可呈规则状。

(六)细胞化学染色检验

在细胞学检验的同时,根据细胞学异常和临床要求有选择地进行细胞化学染色。如贫血的铁染色,急性白血病的过氧化物酶、苏丹黑 B、醋酸萘酯酶、氯乙酸 AS-D 萘酚酯酶和丁酸萘酯酶、糖原染色。此外,中性粒细胞 AP 等方法也有助于某些疾病的鉴别诊断。

四、检验结果分析与报告

细胞形态学检验结果分析是形态学诊断中一个极其重要的过程。通过镜检有核细胞数量,细胞系列、比例及其形态变化等项目,判断骨髓病变的存在与否、病变的性质与程度或检查是否不足,同时结合临床,合理地评估并做出解释,最后按形态学诊断报告的要求给出恰当的诊断意见和/或提出进一步检查的建议。

(一)骨髓细胞形态学(骨髓常规)检验分析

通常在骨髓细胞形态学检验前,阅读患者的临床信息,从中找出需要检查的目的与解决诊断的要求,随后有重点兼顾其他进行细胞形态学的检查和分析。

(二)有核细胞数量检验分析

有核细胞数量检验虽是一项不精确的项目,但在明显变化的标本中有重要的评判意义。如细胞的明显增多与减少(排除稀释),可以反映许多疾病骨髓的主要病变。

1.急性白血病

白血病确认后,首先评判有核细胞量。世界卫生组织和法美英分类与诊断要求中,都需要按细胞多少做出是高细胞性(增生性)和低细胞性(低增生性)急性白血病的评判。然后,按形态特点和细胞化学反应进一步鉴定类型。对于低增生性则要求骨髓切片提供证据。

2.骨髓增生异常综合征

普遍的血液和骨髓异常为血细胞计数减少与骨髓细胞计数增多的矛盾,即相悖性造血异常,有评判意义。这一异常还常伴随细胞形态上的改变,即病态造血,又称增生异常或发育异常。

3.骨髓增殖性肿瘤和骨髓增生异常-骨髓增殖性肿瘤

骨髓增殖性肿瘤中,经典类型的真性红细胞增多症、特发性血小板增多症和原发性骨髓纤维化大多见于中老年人。骨髓为与年龄不相称的过度造血,即高细胞量(骨髓增殖异常),有评判意义。同时在外周血中有一系或多系细胞计数增多,这恰与骨髓增生异常综合征不同。骨髓增生异常-骨髓增殖性肿瘤骨髓造血细胞量不但增多而且有明显的病态造血细胞。

4.贫血和其他疾病

通过细胞量检查将贫血粗分为增生性与低增生性,典型的例子是再生障碍性贫血和巨幼细胞贫血。脾功能亢进、继发性或反应性骨髓细胞增多等也都是通过对有核细胞量的检验结合临床作出诊断的。由于骨髓穿刺涂片受许多因素影响,评判有核细胞数量,尤其是减少者,有时会失去真实性。一般评判有核细胞数量骨髓活检最可靠,骨髓印片其次,骨髓涂片较差。

五、各系细胞形态

(一)红系细胞

在光镜下可以识别的有核红细胞形态的基本特征是胞体、胞核的圆形和规则(形状大体一致,轮廓分明),而细胞大小和胞质染色性(细胞生化与结构的体现)有显著变化。

1.原始红细胞

胞体(直径为 15~25 μm)、胞核大(占细胞的 3/4 以上)而规则(圆形或卵圆形);胞核多居中或稍偏位,核染色质均匀、粗粒状紫红色,常见核仁 2~3 个,有时见核旁小的淡染区;胞质丰富,呈深蓝色(大量多聚核糖体的存在而显强嗜碱性着色),不透明(为形态学评判的一个典型特征),时有瘤状突起,无颗粒。

2.早幼红细胞

胞体(直径为 12～20 μm)、胞核(占细胞的 2/3 以上)稍为收缩变小,染色质趋向浓集,核仁消失或偶见,胞质嗜碱性减弱,瘤状突起消失,细胞边缘常呈棉絮样。

3.中幼红细胞

一般在经历了二次分裂后,胞体(直径为 10～15 μm)和胞核(约占细胞的一半)进一步缩小,核染质呈块状(异染色质致密块状),块间显示空白点,胞质呈多色性(常见灰红色,由于血红蛋白量的增加所致)。

4.晚幼红细胞

细胞进一步成熟,细胞直径为 8～12 μm,胞核固缩,胞质呈灰红色或红色调中兼有灰色(仍含有多聚核糖体)。胞质完全血红蛋白性着色(正色素性)少见。

(二)粒系细胞

粒系细胞成熟过程中最显著的特点是核形的变化和颗粒,前者是细胞阶段划分的主要依据,后者是区分颗粒属性,以及鉴别于其他细胞的主要证据。

1.原始粒细胞

胞体(直径为 12～22 μm)和外形较为规则,可见小而不明显的突起。胞核圆形或椭圆形(占细胞的 3/4～4/5),在胞核偏位的一面略显平坦。核仁常见、多少不一,部分核染色质较为细致均匀,故有细沙状描述。胞质较少,有浊感,常呈浅灰(蓝)色或带点淡红色,高尔基体发育不良,有时可见髓过氧化物酶阳性的少许嗜苯胺蓝颗粒。

2.早幼粒细胞

典型者胞体较原始粒细胞为大(直径为 14～25 μm),胞质丰富或较为丰富。胞核偏位,核仁消失或隐约,常在靠近细胞中间一边胞核收缩(未超过假设圆形胞核直径的 1/4),在核旁有发育良好的高尔基体(浅染区)和细少的特异性颗粒。胞质含有较多的嗜苯胺蓝颗粒和核旁浅染区是区分原始粒细胞的特征。

3.中性中幼粒细胞

胞体为 11～18 μm,胞核占细胞的 1/2 左右,核形演变成馒头状,核仁消失或隐约可见;胞质位于一边,含许多不易辨认的中性颗粒,呈杏黄色或浅粉红色或浅紫红色,靠近细胞边缘有少量嗜苯胺蓝颗粒。胞核收缩和胞质出现较多特异性颗粒是区分早幼粒细胞的特征。

4.中性晚幼粒细胞

为中幼粒细胞胞核收缩内凹呈肾形者。胞质中高尔基体变小呈不活跃状态,但出现大量糖原颗粒和更多的特异性颗粒。

5.中性杆状核和分叶核粒细胞

中性杆状核粒细胞为中性晚幼粒细胞成熟、胞核凹陷超过假设核圆径的3/4,同时核的两端变细,当细长胞核进一步收缩为细丝相连或呈分叶(大多为3～4叶)者则划分为中性分叶核粒细胞。

6.嗜酸性粒细胞和嗜碱性粒细胞

胞核形态与相应的中性粒细胞相似,区别在于颗粒的特性。在早幼粒细胞晚期和中幼粒细胞阶段可以区分特殊颗粒。通常,成熟嗜酸分叶核呈哑铃状,颗粒粗大,有中空感,常被染成暗褐色或棕黄色,在中、晚幼嗜酸性粒细胞中还易见双染性颗粒。嗜碱性粒细胞胞核结构常模糊,颗粒少而散在于胞核上,呈紫黑色至紫红色,也可见细小的嗜碱性颗粒。

(三)巨核系细胞

1.原始巨核细胞

细胞明显大小不一,直径在 $10\sim35\ \mu m$,外形很不规则,常呈毛刺样和棉球样突起或细丝状、花瓣样、分离状突起;胞核大、轻度偏位,常见豆子状大小对称的双核或小叶状胞核,染色质凝集较为致密,着色常较暗,核仁小、多少不一;胞质量少,含有丰富的 RNA 而呈不均性浑厚的嗜碱性着色,无颗粒,可有浓紫红色伪足突起。

2.幼巨核细胞

幼巨核细胞大小为 $25\sim50\ \mu m$,外形不规则;胞核大或巨大,由多个、分叶状核紧缩在一起,染色质致密粗糙,核仁不清晰或消失;胞质较多,嗜碱性仍较明显,但深浅浓淡不一;高尔基体发育良好,可在其附近(近核处)淡粉红色,或胞核附近(或在胞质的一端)出现少量颗粒,也可在明显蓝染的胞质区有少量血小板生成。

3.颗粒型巨核细胞

胞体巨大至 $100\ \mu m$ 以上,外形不规则、边缘不清晰;胞核多分叶状,胞质成熟为嗜酸性,含有丰富细小的紫红色颗粒;胞质明显丰富,高尔基体合成若干细小颗粒,含有聚集 $10\sim20$ 个为 1 组的细小嗜天青颗粒,由分界膜包裹,聚集产生血小板。

4.产血小板型巨核细胞

颗粒型再成熟,胞质呈粉红色,紫红色颗粒充盈于其中,并在胞质周边颗粒凝聚生成血小板(≥3个),形成产血小板型巨核细胞。

5.裸核巨核细胞

胞质中血小板脱下或胞质脱完后成为裸核巨核细胞。

6.血小板

胞体大小为 2～4 μm,圆形或椭圆形凸盘状、不规则或多突状,常成群出现。胞质周围染淡蓝色,称为透明区;中央部分含有细小紫红色颗粒,类似胞核,为颗粒区,含有多种生物化学物质。

(四)单核系细胞

1.原始单核细胞

细胞大小不一,大者可达 25 μm,胞体胞核不规则状明显,胞质丰富,灰蓝色无颗粒;小者可至 12 μm,胞体较规则,胞质比例高,易与原始粒细胞混淆。染色质纤细,淡紫红色,核仁大而清晰。

2.幼单核细胞

胞体多不规则,直径为 15～25 μm;胞核常呈扭折,核染色质浓集,核仁隐约可见或染色质纤细但无核仁,胞核常横向于细胞中,但常偏于一侧;有时胞核(包括原始单核细胞)虽为圆形,但不同于早期粒细胞的圆形胞核,其胞核为核膜圆度不完整;胞质丰富,呈灰蓝色,常见少许紫红色尘样颗粒。

3.单核细胞

胞体呈圆形或不规则状,直径为 12～20 μm;胞核呈扭、折、曲特征,染色质明显浓集和粗糙。胞质丰富浅灰蓝色,有时因胞质薄而呈毛玻璃样,也可呈浅红色,含有尘样颗粒,常见伪足样突起。

4.巨噬细胞

胞体比单核细胞为大,由于处于不同的转化过程而明显大小不一,胞体直径为 15～40 μm;胞核不规则状,明显偏位;胞质丰富,淡灰(蓝)色,细胞边缘不完整(明显伸突与细胞活跃有关),胞质常有空泡形成和被吞噬的细胞碎屑、凋亡细胞等。

(五)淋系细胞

淋系细胞包括淋巴干细胞和祖细胞(光镜下还不能识别)、原始淋巴细胞、幼淋巴细胞和淋巴细胞,并按免疫性质分为 T 细胞、B 细胞和自然杀伤细胞 3 个系列。B 细胞在抗原刺激下转化和发育为浆细胞,T 细胞也可发生转化。

1.原始淋巴细胞

胞体大小不一,直径为 10～20 μm,较规则。胞膜、核膜较厚而清晰。核仁

0～3个,染色质常呈粗粒状染成紫红色。核质比例高,胞质少,浅(灰)蓝色,常无颗粒。

2.幼淋巴细胞

胞体直径大小为10～18 μm,核仁消失或模糊,染色质有浓集倾向,胞质可见颗粒。

3.淋巴细胞

大淋巴细胞直径为10～15 μm,胞核圆形或肾形,常偏位,染色质明显浓集,可见核仁痕迹;胞质丰富,淡(灰)蓝色,可见少许颗粒;有颗粒者相当于自然杀伤细胞。小淋巴细胞直径大小为6～10 μm,胞核圆形,可轻度不规则,染色质紧密块状,深紫红色,胞质少,多位于细胞一侧,一般无颗粒。

4.浆细胞

原幼浆细胞胞体较大,直径为15～35 μm,胞核圆形、偏位,可见核仁,染色质细致均匀,胞质丰富,嗜碱性较明显,并有浊感或泡沫状;浆细胞直径为12～20 μm,外形可不规则,胞核圆形或椭圆形,约占细胞的1/2,偏位明显,染色质粗而浓集,间有空隙,故部分为车轮状结构。胞质丰富,深蓝色、灰蓝色或呈多色性,常有泡沫感。

(六)其他细胞

1.网状细胞

胞体大小不一,呈星形或多突状。胞核呈圆形,染色质细腻疏松呈网状。胞质丰富,浅灰(蓝)色,近核处常深,细胞周边淡染,常不易看清其边界,用中性粒细胞AP染色可显示其细长和枝杈状胞质。

2.内皮细胞

胞体呈梭形或长轴形,胞核呈圆形或椭圆形,染色质呈粗粒状,常排列成与胞核长轴一致的索状,无核仁。胞质一般,浅灰色或浅红色,位于胞核两边。在骨髓小粒或涂片中,有时血管尚未能完全破损,可见圆圈状或血管两边长条状。

3.成纤维细胞

类似内皮细胞,但胞体大,长轴更长。胞核呈圆形或椭圆形,染色质呈粗网状,核仁隐约可见。胞质丰富,浅蓝色至浅红色不等。

4.肥大细胞

胞体直径为8～25 μm,外形变化大,可呈圆形、蝌蚪状、菱形等形状。胞核小而居中或偏位,染色质常被颗粒掩盖而结构不清。胞质丰富,常充满大小不一的深(蓝)紫(黑)色或暗紫红色颗粒,排列紧密。

5.组织嗜酸性粒细胞

胞体较大,直径为 $15\sim30~\mu m$,外形不规则,胞核呈圆形或椭圆形,染色质呈网状,常见核仁,胞质丰富,含有明显的嗜酸颗粒,有时细胞膜破损颗粒呈散开状。

6.成骨细胞

胞体较大,直径为 $20\sim40~\mu m$,呈长椭圆形或不规则形,单个或多个簇状出现。胞核呈圆形,偏于一侧,可见 $1\sim3$ 个核仁。胞质丰富,暗蓝色或蓝色,不均匀,离核较远处常有一淡染区。

7.破骨细胞

胞体大,直径为 $20\sim100~\mu m$,胞核数个至数十个,呈圆形或椭圆形,多有核仁,染色质均匀细致,胞质丰富,呈灰蓝色或浅蓝色,含有粗大的暗红色或紫红色溶酶体颗粒。

六、细胞化学染色

铁染色是评判体内铁缺乏的金标准,也是评估细胞铁利用障碍的最佳方法。通过铁染色可以发现早期缺铁性贫血和无贫血的隐性缺铁,明确是缺铁性、非缺铁性还是铁利用障碍性、铁代谢反常性的贫血。

(一)原理

骨髓内含铁血黄素的铁离子和幼红细胞内的铁,在盐酸环境下与亚铁氰化钾作用,生成蓝色的亚铁氰化铁沉淀(普鲁士蓝反应),定位于含铁粒的部位。

(二)试剂

铁染色液(临用时配制):200 g/L 亚铁氰化钾溶液 5 份加浓盐酸 1 份混合;复染液:1 g/L 沙黄溶液。

(三)操作

取新鲜含骨髓小粒的骨髓涂片,于铁染色架上,滴满铁染色液;室温下染色 30 分钟,流水冲洗,复染液复染 30 秒;流水冲洗,晾干后镜检。

(四)结果判定

细胞外铁至少观察 3 个小粒。细胞外铁呈蓝色的颗粒状、小珠状或团块状,细胞外铁主要存在于巨噬细胞胞质内,有时也见于巨噬细胞外。"－"为涂片骨髓小粒全无蓝色反应;"＋"为骨髓小粒呈浅蓝色反应或偶见少许蓝染的铁小珠;"＋＋"为骨髓小粒有许多蓝染的铁粒、小珠和蓝色的片状或弥散性阳性物;"＋＋＋"为骨髓小粒有许多蓝染的铁粒、小珠和蓝色的密集小块或成片状;"＋＋＋＋"

为骨髓小粒铁粒极多,密集成片。

铁粒幼细胞为幼红细胞胞质内出现蓝色细小颗粒(Ⅰ型含有 1～2 颗铁粒, Ⅱ型含有 3～5 颗,Ⅲ型含有 6～10 颗,Ⅳ型含有 10 颗以上,Ⅲ型和Ⅵ型又称病理性铁粒幼细胞)。铁粒红细胞为红细胞内出现蓝色细小颗粒。环铁粒幼红细胞为胞质中含有铁粒≥6 粒,围绕核周排列成 1/3 圈以上者;世界卫生组织标准为沉积于胞质铁粒≥10 颗,环核周排列≥1/3 者。

(五)参考区间

细胞外铁染色阳性(＋～＋＋),细胞内铁阳性率为 25%～90%(上限有异议),铁粒≤5 颗,不见Ⅲ型和Ⅳ型铁粒幼细胞。

(六)注意事项

操作中,需要排除一些干扰因素,如标本不能污染铁质。铁染色液配制,组成的亚铁氰化钾溶液和盐酸的比例取决于后者的实际浓度,当久用的浓盐酸浓度下降时,需要适当增加浓盐酸溶液的量。新鲜配制的亚铁氰化钾溶液为淡黄色,放置后亚铁被氧化成三价铁而变成绿色时,不宜使用。陈旧骨髓涂片染色或染色后放置数天观察都可造成细胞外铁阳性强度增加。复染液中,习惯用沙黄溶液,但容易产生沉渣,也可用中性红和碱性复红溶液复染。

(七)临床意义

主要用于协助以下疾病的诊断和鉴别。缺铁性贫血为外铁消失内铁减少,铁利用障碍性贫血为外铁增加(部分正常);内铁增加(Ⅲ型、Ⅳ型增多,可见环形铁粒幼细胞);铁代谢反常性慢性贫血为外铁增加(也可正常)而内铁减少。此外,了解体内铁的贮存和利用情况,细胞外铁减少或消失表示骨髓贮存铁已将用完。若患者为小细胞性贫血,而细胞内外铁正常至增多,则提示铁利用障碍。

第三节　细胞遗传学检验

染色体是基因的载体,染色体异常是染色体数量和结构发生的变异(染色体畸变)。基因随染色体异常而发生改变,由基因控制的遗传性状也发生相应变化。白血病的细胞遗传学研究发现了许多有诊断和预后意义的染色体异常,也为分子学研究提供了重要线索,它对于造血和淋巴组织肿瘤(尤其是细分类型)

的诊断分型、预后评判和检测微小残留病具有很大的应用价值,是细胞形态学诊断不足诊断技术的补充和延伸。

血细胞遗传检查是通过采集合适的标本,制备染色体并对染色体染色显带后,进行染色体核型分析,确定染色体数目和结构等有无异常。

一、标本来源及采集

骨髓、血液(肝素抗凝)及体液或穿刺液标本,均可用于细胞遗传学检查。白血病的染色体检查通常以采用骨髓为宜,当白细胞计数$>10\times10^9$/L和原幼细胞计数$>10\%$时,也可采用外周血细胞进行短期培养。淋巴瘤则采用淋巴结穿刺液或淋巴结活检标本制备染色体,只有当晚期侵犯骨髓时方可采用骨髓进行检查。

二、染色体制备

常用直接法、短期培养法和同步法。直接法是指骨髓自体内取出后不经培养立即予以各种处理后制片。短期培养法是指骨髓液接种到培养基内,经37 ℃培养24小时或48小时培养后再收获细胞制片。同步法是用氟脱氧尿嘧啶核苷等处理细胞,使其同步化,再用秋水仙碱短时间作用后进行常规制片。

(一)原理

染色体检验的关键是获得足够的分裂中期细胞,应用秋水仙碱,阻留中期分裂象,使染色单体收缩,形态典型并易于观察和分析。再通过低渗、固定和气干法滴片使染色体获得良好的分散度及清晰的带型。

(二)试剂

1 640培养液、磷酸缓冲液、0.20%肝素、秋水仙碱溶液、0.01 mol/L氯化钾溶液、3∶1甲醇、冰醋酸溶液、10%吉姆萨染液、氟脱氧尿嘧啶核苷。

(三)操作

1.细胞接种培养

用肝素湿润的针筒抽取一定量的骨髓液,立即注入含1 640培养基的标本瓶中,将培养瓶放入37 ℃温箱持续培养24小时或48小时(直接法无须培养)。

2.中止细胞分裂

向培养后的骨髓细胞(培养法)或含有骨髓液的小牛血清1 640培养基(直接法)中加入秋水仙碱(终浓度为0.05 μg/mL)处理1小时(同步法处理10～30分钟)离心,弃上清。

3.低渗处理

用 37 ℃ 预温的 0.01 mol/L 氯化钾溶液处理细胞,离心,弃上清液。

4.固定

加入 3∶1 甲醇、冰醋酸固定液,反复多次固定后,制作细胞悬液。

5.制片

用吸管将细胞悬液轻轻打匀后吸取少量,从 10 cm 高处滴至一端倾斜 15°的经冰水或 20% 乙醇浸泡过的洁净无脂的玻片上,每片滴 2～3 滴,然后在酒精灯火焰上来回通过数次,使其干燥。

6.染色

用 10% 吉姆萨染液染色,流水冲洗,待干,镜检。

(四)注意事项

直接法操作简单,但直接快速制备的标本分裂象数量较少,而且染色体的质量也较差(常为短小、分叉甚至发毛),不利于异常核型检出。短期培养法可提高分裂象的数量,也能使染色体质量得到某种程度的改善,可以提高异常核型的检出率,是普遍采用的方法。同步法可以获得长度适合、形态良好及显带清晰的染色体,但操作技术要求高、分裂指数低。在不同类型的血液系统恶性疾病中,应用不同方法制备染色体,成功率及阳性检出率也各有不同,应结合具体疾病具体分析,如急性髓细胞白血病以培养法为首选,而急性淋巴细胞白血病则可选择直接法。

三、染色体显带

中期染色体经固定制片后,直接用吉姆萨染液染色仅能识别染色体形态,不能使各条染色体的细致特征完全显示出来。使用显带技术即用荧光染料染色或染色体经特殊预处理后以吉姆萨染液染色,可使染色体不同区段显示明暗条纹的染色体。常用染色体显带技术有 4 种。①喹吖因荧光法;②胰酶吉姆萨法;③逆向吉姆萨法;④着丝粒异染色质法。其中喹吖因荧光法因荧光很快褪色,标本不易保存,故很少应用;着丝粒异染色质法对染色体识别帮助不大,一般也不作常规使用;国内应用较为广泛的是胰酶吉姆萨法和逆向吉姆萨法技术。胰酶吉姆萨法带纹与喹吖因荧光法纹一致,因其带纹细致、清晰,重复性好且易于保存而得到广泛应用,其不足之处是多数染色体末端呈浅带,不利于该区异常的识别;逆向吉姆萨法与胰酶吉姆萨法、喹吖因荧光法带纹正好相反,染色体末端显深带,与胰酶吉姆萨法相比,有助于确定染色体末端缺失和易位,但是其带纹不如胰酶吉姆萨法精细,不易识别微小异常。

四、染色体核型分析

染色体核型分析是根据染色体的长度、着丝点位置、臂比、随体的有无等特征,并借助染色体分带技术对染色体进行分析、比较,确定有无染色体的数目及结构异常,通常要求分析 20～25 个中期分裂象。

第四节 细胞分子生物学检验

细胞分子生物学检验(基因诊断)通过基因检测技术可发现染色体畸变所累及的基因位置及其表达产物,检出遗传学方法不能发现的异常,还能发现癌基因突变、抑癌基因失活、凋亡基因受抑与 DNA-染色质空间构型改变。因此,在造血和淋巴组织肿瘤中,尤其是对白血病的诊断、评估患者预后和指导治疗中,都能提供较为精细的证据。

一、检测技术

常用检测技术有聚合酶链反应法、荧光原位杂交、基因表达谱分析、比较基因组杂交和光谱核型分析等。

二、临床意义

在诊断上,基因检验也已作为常规项目用于特定类型的诊断,并为临床提供更好的提示预后的信息。

(一)急性髓细胞白血病和急性淋巴细胞白血病重排(或融合)基因检查的意义

在急性髓细胞白血病和急性淋巴细胞白血病细分的特定类型中,需要通过基因检查确认特定的融合基因(包括基因重排后癌基因异位高表达)。此外,评估中还需要考虑所谓分子标记与一些疾病的交叉现象。

(二)慢性白血病中重排(或融合)基因检查的意义

慢性白血病中,最重要和最有价值的是慢性粒细胞性白血病的融合基因检查。其主要临床意义:用于诊断(检查阳性,对于形态学疑难病例有独特价值)、排除诊断(检查阴性)和作为治疗监测指标。

(三)突变基因检查的意义

一些急性白血病,遗传学检查核型正常,部分病例融合基因检查也为正常,却检出一些与细胞行为和患者预后有关的基因突变。

(四)扩增(高表达)基因检查的意义

在白血病中,基因产物高表达也是分子病理的一个形式,对于预后和诊断也有参考意义。常见扩增基因有 MYC、$BAALC$、ERG 等。APL、急性淋巴细胞白血病(L3 型)和慢性粒细胞性白血病急变等,都可见 MYC 基因扩增,与细胞高周转相一致。急性淋巴细胞白血病(T 型)的 TAL、TTG、TAN、等都是染色体易位基因并置时,原癌基因被激活而在异位的高表达,是白血病、淋巴瘤的促发因素。

(五)抑癌基因失活检查的意义

抑癌基因失活也是肿瘤普遍存在的一个特征,主要原因是抑癌基因的缺失、点突变、磷酸化及其产物被癌基因蛋白结合。急性白血病、慢性粒细胞性白血病急变和骨髓增生异常综合征等可见 $P53$、$P16$ 和 RB 失活。最有意义的是用于慢性粒细胞性白血病急变及其演变类型的预测,急粒变往往与 $P53$、急淋变常与 $P16$、巨核细胞变与 RB 的失活或缺失有关,而 $N\text{-}RAS$ 突变则是不典型慢性髓细胞白血病急变的特点。

第三章

红细胞检验

第一节　红细胞计数

红细胞计数可采用自动化血液分析仪或显微镜检验法进行检测,以前者最为常用。血液分析仪进行红细胞计数的原理是电阻抗原理,在仪器计数结果不可靠(如红细胞数量较低、存在干扰等)需要确认、不具备条件使用血液分析仪时,可采用显微镜检验法进行红细胞计数。

一、检测方法

(一)血液分析仪检测法

1.原理

主要使用电阻抗原理进行检测。有的仪器采用流式细胞术加二维激光散射法进行检测,全血经专用稀释液稀释后,使自然状态下的双凹盘状扁圆形红细胞成为球形并经戊二醛固定,这种处理不影响红细胞的平均体积,红细胞通过测量区时,激光束以低角度前向光散射测量单个红细胞的体积和红细胞总数,可使红细胞计数结果更加准确。

2.仪器与试剂

血液分析仪及配套试剂(如稀释液、清洗液)、配套校准物、质控物。

3.操作

使用稀释液和特定装置定量稀释血液标本;检测稀释样本中的细胞数量;将稀释样本中的细胞数量转换为最终报告结果,即每升全血中的红细胞数量。不同类型血液分析仪的操作程序依照仪器说明书规定。

4.参考区间

成年男性:$(4.3\sim5.8)\times10^{12}/L$;成年女性:$(3.8\sim5.1)\times10^{12}/L$。

(二)显微镜检验法

1.原理

显微镜检验法用等渗稀释液将血液按一定倍数稀释并充入细胞计数板(又称牛鲍计数板)的计数池,在显微镜下计数一定体积内的红细胞数,经换算得出每升血液中红细胞的数量。

2.试剂与器材

(1)赫姆液:氯化钠 1 g,结晶硫酸钠($Na_2SO_4 \cdot 10 H_2O$)5 g(或无水硫酸钠 2.5 g),氯化汞 0.5 g,分别用蒸馏水溶解后混合,再用蒸馏水加至 200 mL,混匀、过滤后备用;如暂无赫姆液,可用无菌生理盐水替代。

(2)改良牛鲍血细胞计数板、盖玻片。

(3)普通显微镜。

3.操作

(1)取中号试管 1 支,加红细胞稀释液 2 mL。

(2)用清洁干燥微量吸管取末梢血或抗凝血 10 μL,擦去管外余血后加至红细胞稀释液底部,再轻吸上层清液清洗吸管 2~3 次,然后立即混匀。

(3)混匀后,用干净微量吸管将红细胞悬液充入计数池,不得有空泡或外溢,充池后静置 2 分钟后计数。

(4)高倍镜下依次计数中央大方格内四角和正中 5 个中方格内的红细胞。对压线红细胞按"数上不数下、数左不数右"的原则进行计数。

4.结果计算

$$红细胞数/升 = 5 个中方格内红细胞数 \times 5 \times 10 \times 200 \times 10^6$$
$$= 5 个中方格内红细胞数 \times 10^{10}$$
$$= \frac{5 个中方格内红细胞数}{100} \times 10^{12}$$

上式中:×5 表示 5 个中方格换算成 1 个大方格;×10 表示 1 个大方格容积为 0.1 μL,换算成 1 μL;×200 表示血液的实际稀释倍数应为 201 倍,按 200 是便于计算;×10^6 表示由 1 μL 换算成 1 L。

5.注意事项

(1)显微镜检验法由于计数细胞数量有限,检测结果的精密度较差,适用于红细胞数量较低标本的检测。

(2)红细胞的聚集可导致计数不准确。

(3)如计数板不清洁或计数板中的稀释液蒸发,也会导致结果升高或错误。

(4)配制的稀释液应过滤,以免杂质、微粒等被误认为是细胞。

二、方法学评价

临床实验室主要使用血液分析仪进行红细胞计数,不仅操作简便、检测快速,重复性好,而且能够同时得到多个红细胞相关参数。使用配套校准物或溯源至参考方法的定值新鲜血实施校准后,可确认或改善检测结果的准确性。某些病理状态下(如白细胞数过高、巨大血小板、红细胞过小、存在冷凝集素等),仪器检测结果易受干扰,需使用手工法进行确认。手工法是传统方法,无须特殊设备,但操作费时费力,结果重复性较差,在常规检测中已较少使用。

三、临床意义

(一)生理性降低

生理性降低主要见于生理性贫血,如婴幼儿、妊娠中后期孕妇,以及造血功能减退的老年人等。

(二)病理性降低

病理性降低见于各种贫血,常见原因包括以下几点。

(1)骨髓造血功能障碍,如再生障碍性贫血、白血病、骨髓瘤、骨髓纤维化。

(2)造血物质缺乏或利用障碍,如缺铁性贫血、铁粒幼细胞贫血、巨幼细胞贫血。

(3)急慢性失血,如手术或创伤后急性失血、消化道溃疡、寄生虫病。

(4)血细胞破坏过多,如溶血性贫血。

(5)其他疾病造成或伴发的贫血。

(三)生理性升高

生理性升高见于生活在高原地区的居民、胎儿及新生儿、剧烈运动或重体力劳动的健康人。

(四)病理性升高

病理性升高分为相对性升高和绝对性升高。相对性升高通常是由于血浆容量减少,致使血液中有形成分相对增多形成的暂时性假象,常由严重呕吐、多次腹泻、大面积烧伤、尿崩症、大剂量使用利尿剂等引起。绝对性升高多与组织缺氧、血中促红细胞生成素水平升高、骨髓加速释放红细胞有关。

1.原发性红细胞增多症

原发性红细胞增多症为慢性骨髓增殖性肿瘤,临床较为常见。

2.继发性红细胞增多症

继发性红细胞增多症见于肺源性心脏病、慢性阻塞性肺气肿及异常血红蛋白病等;与某些肿瘤和肾脏疾病有关,如肾癌、肝细胞癌、卵巢癌、肾移植后。

3.其他

病理性升高还见于家族性自发性促红细胞生成素浓度升高,药物(雌激素、皮质类固醇等)引起的红细胞增多等。

第二节　红细胞沉降率测定

红细胞沉降率是指红细胞在一定条件下沉降的速率。检测方法:①魏氏检测法;②自动化沉降分析法;③全自动快速红细胞沉降率分析仪法。红细胞沉降率对某一疾病的诊断不具有特异性,但红细胞沉降率对判断疾病处于静止期与活动期、病情稳定与复发、肿瘤良性与恶性具有鉴别意义,是临床广泛应用的检验指标。

一、检测方法

(一)魏氏检测法

1.原理

魏氏检测法是将枸橼酸钠抗凝血液置于特制刻度红细胞沉降率管内,垂直立于室温 1 小时后,上层血浆高度的毫米数值即为红细胞沉降率。正常情况下,红细胞膜表面的唾液酸因带有负电荷,使红细胞相互排斥悬浮于血浆中而沉降缓慢,细胞间的距离约为 25 nm。当血浆成分或红细胞数量与形态发生变化时,可以影响排斥而改变红细胞沉降速度。影响红细胞沉降率速度的因素主要有血浆因素和红细胞因素。

(1)血浆因素:血浆中不对称的大分子物质如 γ-球蛋白、纤维蛋白原、免疫复合物、胆固醇及甘油三酯等可使红细胞表面的负电荷减少,使红细胞发生缗钱状聚集,缗钱状聚集的红细胞与血浆接触总面积减小,下沉的阻力减小、重力相对增大导致红细胞沉降加快。血浆中清蛋白、卵磷脂则相反,对红细胞下沉有抑制作用,使红细胞沉降率减慢。

(2)红细胞因素:红细胞数量增多时,下沉时受到的阻力增大使红细胞沉降率减慢。相反,红细胞数量减少时,红细胞总表面积减少红细胞沉降率加快。红细胞形态变化对红细胞沉降率的影响多为减慢。

2.试剂与器材

(1)109 mmol/L(32 g/L)枸橼酸钠溶液:枸橼酸钠 3.2 g,用蒸馏水溶解后,再用蒸馏水稀释至 100 mL,混匀,得到 32 g/L 的枸橼酸钠溶液。

(2)红细胞沉降率管:国际血液学标准化委员会规定,红细胞沉降率管为全长(300±1.5)mm 两端相通,一端有规范的 200 mm 刻度的魏氏管(玻璃制),管内径 2.55 mm 或更大些,管内均匀误差<5%,横轴与竖轴差<0.1 mm,外径(5.5±0.5)mm,管壁刻度 200 mm,误差±0.35 mm,最小分度值 1 mm,误差<0.2 mm。

(3)红细胞沉降率架:应放置平稳,避免震动和阳光直射,保证红细胞沉降率管直立 90°±1°。

3.操作

(1)取静脉血 1.6 mL,加入含 10^9 mmol/L 枸橼酸钠溶液 0.4 mL 于试管中,抗凝剂和血液比例是 1:4,混匀。

(2)将混匀的抗凝血放入魏氏红细胞沉降率管内,至 0 刻度处,将红细胞沉降率管直立在红细胞沉降率架上。

(3)室温条件静置 1 小时。

(4)读取红细胞上层血浆高度的毫米数。

(5)报告方式:××mm/h。

4.参考区间

成年男性:0~15 mm/h;成年女性:0~20 mm/h。

5.注意事项

(1)检测应在标本采集后 3 小时内测定完毕。存放时间超过 3 小时的样品,会出现假性升高。

(2)抗凝剂与血液之比为 1:4,抗凝剂与血液比例要准确并立即混匀。抗凝剂应每周配制 1 次,置冰箱中保存,室温保存不超过 2 周。

(3)目前全血细胞分析都采用乙二胺四乙酸钾盐抗凝血,为了减少抽血量,有用生理盐水或枸橼酸钠抗凝剂把乙二胺四乙酸抗凝血作 1:4 稀释,立即采用魏氏红细胞沉降率管检测,1 小时后读取上层血浆毫米数的方法,这种检测方法与魏氏法有良好的相关性。

(4)应注意血细胞比容对红细胞沉降率的影响,美国临床实验室标准化协会参考方法严格要求调节血细胞比容≤0.35,以消除血细胞比容对红细胞沉降率的影响。

(二)全自动快速红细胞沉降率分析仪法

1.原理

根据手工魏氏法检测原理设计,使用配套枸橼酸钠真空标本采集管,同时或分别对多个血液标本进行检测。通过红外线发射和接收装置自动测定管内初始液面高度,并开始计时的自动红细胞沉降仪:红外线不能穿过含大量红细胞的血液,只能穿过红细胞沉降后的血浆层,可用于检测到红细胞下降水平。仪器在单位时间内扫描红细胞高度,直至30分钟推算出每小时红细胞沉降数值。自动红细胞沉降率仪的红外线定时扫描检测动态监测记录红细胞沉降全过程,显示检测结果并以提供红细胞沉降动态图形。

还有一种采用毛细管动态光学检测法的全自动快速红细胞沉降率仪:在32转/分的速度自动混匀3分钟、温度为37℃、红外线测微光度计在波长621 nm的条件下,仪器自动吸入毛细管内抗凝血200 μL,在单位时间内将被检样本每20秒扫描1 000次检测,通过光电二极管将光信号转变为与毛细管内红细胞浓度相关的电信号,得到的若干个电信号描绘成一个沉降曲线。红外线定时扫描检测可记录红细胞缗钱状结构的形成及沉降的变化过程,通过光密度的变化得到魏氏法相关的值。该方法学与魏氏法的相关系数为0.97。

2.试剂与器材

(1)抗凝剂:10^9 mmol/L枸橼酸钠溶液或乙二胺四乙酸二钾抗凝剂(1.5 mg/mL)。

(2)试管:使用配套的真空标本采集管。

(3)质控品和定标品。

(4)仪器:自动红细胞沉降率分析仪。

3.操作

(1)采集血液标本到标本管规定刻度后与管内抗凝剂混匀,避免血液凝固。

(2)将混匀后的标本管插入仪器内测定。

(3)严格按照仪器说明书制定操作规程并进行操作。

4.参考区间

成年男性:0~15 mm/h;成年女性:0~20 mm/h。

5.注意事项

(1)采集足够量的血液标本。

（2）抗凝血标本应在室温条件下（18～25 ℃），2 小时内测定。在测定期内温度不可上下波动，稳定在±1 ℃之内。室温过高时红细胞沉降率加快，可以按温度系数校正。室温过低时红细胞沉降率减慢，无法校正。

（3）存放时间超过 3 小时的样品，结果会有假性增加。

（4）严格按照厂家说明书进行室内质控、定标及仪器操作。

（5）应注意血细胞比容对红细胞沉降率的影响，美国临床实验室标准化协会参考方法严格要求调节血细胞比容≤0.35，以消除血细胞比容对红细胞沉降率的影响。

二、临床意义

（一）红细胞沉降率增快

1.生理性红细胞沉降率增快

12 岁以下的儿童或 60 岁以上的高龄者、妇女月经期、妊娠 3 个月以上红细胞沉降率可加快，其增快的原因与生理性贫血及纤维蛋白原含量增加有关。

2.病理性红细胞沉降率增快

（1）炎症性疾病：急性炎症由于血中急性期反应物质迅速增多使红细胞沉降率增快，慢性炎症如结核或风湿病时，红细胞沉降率可用于观察病情变化和疗效。红细胞沉降率加速，表示病情复发和活跃；当病情好转或静止时，红细胞沉降率也逐渐恢复正常。

（2）组织损伤和坏死：较大的组织损伤、手术创伤可导致红细胞沉降率增快，如无并发症多于 2～3 周恢复正常。红细胞沉降率可用于鉴别功能性病变与器质性疾病，如急性心肌梗死时红细胞沉降率增快，而心绞痛时则红细胞沉降率正常。

（3）恶性肿瘤：用于鉴别良、恶性肿瘤，如胃良性溃疡红细胞沉降率多正常、恶性溃疡红细胞沉降率增快。恶性肿瘤治疗明显有效时，红细胞沉降率渐趋正常，复发或转移时可增快。

（4）高球蛋白血症：如多发性骨髓瘤、肝硬化、巨球蛋白血症、系统性红斑狼疮、慢性肾炎时，血浆中出现大量异常球蛋白，红细胞沉降率显著加快。

（5）贫血：血红蛋白含量低于 90 g/L 时，红细胞沉降率加快。

（二）红细胞沉降率减慢

临床意义不大，见于红细胞增多症、球形细胞增多症、纤维蛋白原缺乏等。

第三节 红细胞形态学检查

红细胞形态学检查主要是镜下对周围血液中红细胞大小、形态、染色和结构4个方面的检查,包括对红细胞数量的评估。正常时,成人及出生一周以上新生儿的外周血成熟红细胞无核,直径为 $6\sim9~\mu m$,双面微凹,瑞氏染色呈粉红色,中央 1/3 处着色较淡,称中心淡染区。通过检查红细胞形态,有助于各种贫血、红细胞增多症和红细胞形态异常疾病的诊断和鉴别诊断。

一、大小异常

(一)小红细胞

红细胞直径 $<6~\mu m$,见于球形细胞增多症、缺铁性贫血、地中海贫血、慢性失血导致的贫血等。

(二)大红细胞

红细胞直径 $>10~\mu m$,见于巨幼细胞贫血、恶性贫血、溶血性贫血等。

(三)巨红细胞

红细胞直径 $>15~\mu m$,见于营养性巨幼细胞贫血、化疗相关性贫血、骨髓增生异常综合征、红白血病等。

(四)红细胞大小不等

红细胞大小直径相差超过 1 倍以上,见于各种原因的慢性贫血如巨幼细胞贫血或骨髓增生异常综合征。

二、形态异常

(一)球形红细胞

直径常 $<6~\mu m$,厚度增加,常 $>2~\mu m$,呈小圆球形,红细胞中心淡染区消失。此外,还可见于其他原因的溶血性贫血、脾功能亢进等。

(二)靶形红细胞

由于红细胞内的血红蛋白分布于细胞周边,聚集于细胞中心,故在瑞氏染色下红细胞中心及边缘深染,形态类似靶状称靶形红细胞,正常人占 1‰~2‰,见于缺铁性贫血、地中海贫血等。

(三)缗钱状红细胞

当血浆中带正电荷的不对称大分子物质增多时(如球蛋白、纤维蛋白原),导致膜带负电荷的红细胞相互排斥减弱,成熟红细胞聚集呈串状叠加连成缗钱状。见于多发性骨髓瘤、巨球蛋白血症等。

(四)泪滴形红细胞

成熟红细胞形态似泪滴状。主要见于弥散性血管内凝血、骨髓纤维化等。

(五)椭圆形红细胞

成熟红细胞呈椭圆形或杆形,长度一般为宽度的3~4倍,正常人占1%。增多对遗传性椭圆形细胞增多症有诊断参考价值,还可见于巨幼细胞贫血、骨髓增生异常综合征。

(六)棘形红细胞

红细胞表面呈不规则棘样突起,细胞突起少于5~10个且不规则者称棘细胞,细胞突起多于10~30个且规则者称为锯齿红细胞。棘细胞>25%时对巨细胞增多症有诊断意义,还可见于严重肝病、脾切除术后、梗阻性黄疸等。

(七)口形红细胞

成熟红细胞中心淡染区扁平状,似口形。正常人<4%,增多见于遗传性口形红细胞增多症、酒精性肝病。

(八)镰形红细胞

由于红细胞内存在异常的血红蛋白,在缺氧情况下红细胞呈镰刀状,见于镰形红细胞贫血、血红蛋白病等。

(九)红细胞形态不整

红细胞出现梨形、哑铃形、三角形、盔形等形态不规则变化。见于弥散性血管内凝血、溶血性贫血、感染性贫血、巨幼细胞贫血、骨髓增生异常综合征等。

(十)红细胞聚集

成熟红细胞成堆聚集是可逆性抗体冷凝集素增多时导致的,见于支原体肺炎、传染性单核细胞增多症、恶性淋巴瘤、肝硬化等。

三、染色异常

(一)浅染红细胞

红细胞中心淡染区扩大,着色过浅甚至呈影形、环状。多见于缺铁性贫血、

47

地中海贫血、铁粒幼细胞增多的难治性贫血。

(二)浓染红细胞

红细胞中心淡染区消失,着色过深。见于球形细胞增多症、溶血性贫血、骨髓增生异常综合征、红白血病等。

(三)嗜多色性红细胞

未完全成熟的红细胞胞质中残留有核糖体等嗜碱性物质,在瑞氏染色下,红细胞胞质内全部或局部呈蓝灰色,见于各种原因的增生性贫血。

四、结构异常

(一)嗜碱性点彩红细胞

未完全成熟的红细胞胞质中残留的核糖体等嗜碱性物质变性聚集,在瑞氏染色下,红细胞胞质内呈点状、散在的蓝黑色颗粒,见于重金属中毒、各种原因的增生性贫血、再生障碍性贫血等。

(二)卡波环

红细胞内出现红色8字形或环形结构,多认为是核膜的残留物。见于溶血性贫血、脾切除及各种原因的增生性贫血。

(三)豪周小体

红细胞内出现紫红色、圆形小体,大小不等,多认为是红细胞脱核时的核残留。见于溶血性贫血、脾切除及各种原因的增生性贫血。

(四)有核红细胞

有核红细胞存在于骨髓内及一周内出生的新生儿外周血中。成人及出生一周后新生儿的外周血中出现有核红细胞见于各种原因的贫血、急慢性白血病、骨髓纤维化、原发性血小板增多症、恶性组织细胞病、骨髓增生异常综合征、多发性骨髓瘤及骨髓转移癌等。

第四节　红细胞血型抗体筛查

红细胞血型抗体筛查的原则是让受检者的血清与已知血型的试剂红细胞即

筛选红细胞反应,以发现在 37 ℃有反应的抗体。试验中使用的方法有盐水法、抗人球蛋白试验、清蛋白介质法、低离子强度溶液法、聚凝胺法、凝胶法等。

红细胞血型抗体筛查适用于:①ABO 血型鉴定发现受检者血清中有不规则抗体时;②供血者血清抗体筛检;③输血前受血者血清抗体筛查;④输血后溶血性输血反应疑为由同种抗体引起时;⑤孕妇血清的抗体检查;⑥新生儿溶血病婴儿血液中抗体检查;⑦直接抗球蛋白试验阳性红细胞放散液中抗体的检查。

一、IgM 血型同种抗体筛查试验

(一)原理

当血清(或血浆)中的血型抗体是 IgM 免疫球蛋白时,具有相应抗原的红细胞在盐水介质中就可以直接被 IgM 性质的抗体凝集。

(二)样本

(1)血清和血浆标本均可用于抗体筛查和鉴定。极少数情况下,需通过激活补体才能证实的抗体,才需使用血清标本。

(2)血清标本的采取时间应注意。为了检出由于近期红细胞刺激而产生的抗体,血样必须是新近的。

(3)为了防止血样溶血对血清中抗体检测的影响,有必要把血清从凝块中分离,贮存在另一个单独的试管内,并适当标记、密封或用塞子塞紧。

(4)红细胞放散液也可以做抗体筛查及鉴定。

(5)如果以冷冻血清作抗体检查,融化后的样本要充分混合。如果一个样本要使用多次,应把它分成数小份后冷冻。反复冻融的标本不能供抗体鉴定用。

(6)每一样本应详细记录病史,包括姓名、性别、年龄、民族、诊断、妊娠史、输血史,使用过哪些药物(如甲基多巴胺、青霉素、头孢菌素等)、采样日期、有无抗凝剂、抗凝剂的种类和剂量、血液样本的外观、有无溶血、黄疸等。

(7)5~10 mL 全血分离得到的血清可鉴定单一特异性的抗体,如包含较多抗体,可能需要更多的全血。

(三)试剂

(1)抗体筛选细胞有多种商业化的试剂可供选择,以 2 个或 3 个抗原互补的单一供者红细胞为 1 套,单一人份红细胞的敏感性较混合红细胞更好。

(2)针对于国内人群,一套筛选细胞至少有以下抗原通常被认为是合适的:

D、C、E、c、e、M、N、S、s、P1、Lea、Leb、K、k、Fya、Fyb、Jka、Jkb 和 Mur。

（3）某些抗体与抗原反应时存在剂量效应，即抗体与抗原纯合的红细胞比与抗原杂合的红细胞反应要强。如果某种抗体只能与相应抗原的纯合子细胞反应，而筛选细胞上这种特定抗原是杂合子时，则该抗体有可能被漏检。合适的纯合子表型的供血者是很少的，为了能尽可能地避免具有临床意义的抗体漏检，通常在使用来自 3 个供者的红细胞的筛选细胞中，以下抗原一般需纯合表达：D、C、E、s、Fyb、Jka 和 Jkb。

（4）筛选细胞通常不包括低频率抗原，所以针对低频率抗原的抗体会漏检。这种抗体只有在抗体鉴定时才能检测到，或在交叉配血时或新生儿出生后出现黄疸时才会被发现。

（四）操作

（1）取受检者血清 2 滴加入各支标好的试管中。

（2）取筛选红细胞悬液各 1 滴加入每个试管中，与血清混匀。

（3）室温孵育 10 分钟后，(900～1 000)×g(3 400 转/分)离心 15 秒。

（4）观察是否溶血。轻轻重悬细胞扣，观察凝集反应，记录结果。

（五）结果判定

（1）溶血或凝集都是阳性结果。如果溶血和凝集都存在，离心后要立即观察上清液的溶血情况。

（2）重悬细胞扣后，红细胞呈平滑悬液状为阴性结果。

（3）判读试验结果时，必须记录观察到的每个细胞样本的凝集强度或溶血现象。同一实验室中的技术人员必须使用同样的解释和符号。

（六）注意事项

（1）多数在室温或 4 ℃下反应最强。

（2）在室温下有活性而在 37 ℃无活性的抗体是没有什么临床意义的。

二、IgG 血型同种抗体筛查试验

（一）原理

当抗体是 IgG 免疫球蛋白时，大多必须使用抗人球蛋白法、清蛋白介质法、低离子强度溶液法等方法之一才能使红细胞出现凝集反应。凝胶技术是近年来出现的另一种显示红细胞抗原-抗体反应的方法，它利用微柱中填充物的空间位阻或亲和反应，在离心力的作用下，使被抗体致敏的红细胞留在微柱上端，而未被致敏的红细胞沉至柱底。

(二)样本

同 IgM 血型同种抗体筛查试验。

(三)试剂

除筛选细胞外,IgG 血型同种抗体筛查试验还需以下试剂。

(1)抗人球蛋白试剂单特异性(抗-IgG 特异性)或多特异性(含抗 IgG 和抗补体)的抗人球蛋白试剂均可,多数实验人员倾向于使用单特异性抗人球蛋白试剂以避免由结合补体引起的意外反应。

(2)增效剂包括低离子强度溶液、聚乙二醇、凝胶柱、聚凝胺和固相技术等。复杂情况下还需使用其他技术。

(四)操作

1.抗人球蛋白试验

(1)在标记的试管中加入受检者血清 2 滴。

(2)加 2%～5% 试剂红细胞悬液 1 滴,混匀。

(3)离心,观察是否溶血和凝集,并记录结果。离心速度和时间通常为(900～1 000)$\times$g(3 400 转/分),15 秒。

(4)37 ℃孵育 30～60 分钟。

(5)离心,观察是否溶血和凝集,并记录结果。离心速度和时间通常为(900～1 000)$\times$g(3 400 转/分),15 秒。

(6)洗涤细胞 3～4 次,最后 1 次洗涤后,弃去全部洗涤液。

(7)将抗人球蛋白试剂加入细胞扣,充分混匀。

(8)离心,观察凝集反应,记录结果。离心速度和时间通常为(900～1 000)$\times$g(3 400 转/分),15 秒。

(9)如结果为阴性,加入 IgG 致敏的细胞,离心并观察结果。离心速度和时间通常为(900～1 000)$\times$g(3 400 转/分),15 秒。

2.低离子强度溶液

抗人球蛋白试验抗原、抗体在低离子强度溶液的条件下发生反应,可缩短检出大多数抗体所需的温育时间。

(1)低离子强度溶液的配制:称取氯化钠 1.75 g 和甘氨酸 18 g,置 1 L 的容量瓶内;加 20 mL 的 PBS;加蒸馏水定容至 1 L;用氢氧化钠调节 pH 至 6.7±0.1;加 0.5 g 叠氮钠作为防腐剂。

(2)方法一:加受检者血清 2 滴于标记的试管中;加入等体积的低离子强度溶液;加 2%~5% 的试剂红细胞悬液 1 滴,混匀;37 ℃孵育 10~15 分钟;离心,离心速度和时间通常为(900~1 000)×g(3 400 转/分),15 秒。观察是否溶血或凝集,记录结果;按照抗人球蛋白试验操作步骤中的(6)~(9)操作。

(3)方法二:将适量的试剂红细胞用盐水洗涤 3 次,弃去全部盐水;用低离子强度溶液将红细胞配制成 2%~3% 悬液;加受检者血清 2 滴于标记的试管中;加低离子强度溶液重悬的红细胞悬液 2 滴,混匀,37 ℃孵育 10~15 分钟;离心,离心速度和时间通常为(900~1 000)×g(3 400 转/分),15 秒。观察是否溶血,轻轻重悬细胞扣观察是否凝集,记录结果;按照抗人球蛋白试验操作步骤中的(6)~(9)操作。

3.聚乙二醇抗人球蛋白试验

(1)将受检者血清 2 滴,20% 聚乙二醇溶液 2 滴,2%~5% 的试剂红细胞悬液 1 滴混匀。

(2)37 ℃孵育 15 分钟。

(3)不立即离心。

(4)用生理盐水将红细胞洗涤 4 次,最后 1 次洗涤后,弃去全部洗涤液。

(5)使用单特异性抗 IgG,按照抗人球蛋白试验操作步骤中的(7)~(9)操作。

(五)结果判定

(1)37 ℃孵育后的凝集/溶血均为阳性结果。

(2)加入抗人球蛋白试剂后的凝集为阳性结果。

(3)如加入 IgG 致敏的红细胞离心后出现凝集,则之前观察到的没有凝集的抗人球蛋白试验结果是阴性,如加入 IgG 致敏的红细胞也不见凝集,表示试验无效,必须重做。

(六)注意事项

(1)孵育时间和红细胞的体积及浓度均为文献报道。各实验室根据条件可制订抗体检查的室内方法。

(2)抗人球蛋白试验的步骤(3)可省略以避免检出室温下反应的抗体。

(3)抗人球蛋白试验的步骤(6)~(9)需连续完成,不得中断。

(4)有些抗体与 H 抗原有关,它们与 O 型红细胞的反应比与 A 型、B 型或 AB 型强,鉴定这些抗体还需要 ABO 细胞、ABO 亚型细胞及脐血细胞的协助。

(5)血型同种抗体筛查试验也可用聚凝胺、酶法等多种检测 IgG 抗体的方法进行。

(七)临床意义

抗体筛查试验也有其局限性。阴性的试验结果不一定意味着受检血清中没有抗体,而只是在使用这些技术时,缺乏与筛查细胞起反应的抗体。如果临床资料等提供了另外的线索,就应扩大常规筛查方法。如遇到受检者血清同试剂红细胞呈阳性反应,而同供血者红细胞呈阴性反应,或者相反,可能由下列抗体所引起。

(1)在 A1 和 A1B 型血清中偶尔有抗 H,而 O 型红细胞上有大量的 H 抗原,A1 和 A1B 细胞上的 H 抗原非常少。所以,含抗-H 的血清能凝集全部 O 型试剂红细胞,但不凝集 A1 和 A1B 供血者的红细胞。同样,因为 A2 细胞有相当大量的 H 抗原,所以如果 A1 血清中含有抗-H 时,与 A2 细胞交叉配血可能是不相合的。

(2)抗-LebH 抗体:这种抗体与 O 型 Le(b+)红细胞起反应,但不与 A1 或 A1B 型 Le(b+)红细胞凝集。因此,在抗体检查中检出有抗-LebH 抗体,而这种抗体与 A1 或 A1B 型 Le(b+)红细胞作交叉配血可以是相合的。

(3)在 A2 受血者血清中有抗 A1,这种情况受检者血清与 O 型筛选细胞呈阴性,而与 A1 供血者细胞呈阳性反应。

(4)受检者血清中存在与低频率抗原反应的抗体,这种情况可能受检者血清与筛选细胞不反应,而与红细胞表面存在相应抗原的供者红细胞凝集。

(5)受检者血清中存在仅与相应抗原的纯合子细胞起反应的抗体,这种情况可能与筛检细胞或供血者细胞发生凝集。

第四章

白细胞检验

第一节　白细胞计数

白细胞计数可使用血液分析仪或显微镜进行检测,以前者最为常用。在血液分析仪计数结果异常(如白细胞数量较低、存在干扰等)需要确认或没有条件使用血液分析仪时,可采用手工显微镜法进行白细胞计数。

一、检测方法

(一)血液分析仪检测法

1.原理

进行白细胞计数的原理主要有电阻抗法和光散射法。血液经溶血素处理后,在鞘流液的带动下白细胞逐个通过血液分析仪的细胞计数小孔或激光照射区,引起小孔周围电阻抗的变化或产生特征性的光散射,对应的脉冲信号或光散射信号的多少即代表白细胞的数量。

2.仪器与试剂

血液分析仪及配套试剂(如稀释液、溶血剂、清洗液)、配套校准物、质控物。

3.操作

使用稀释液和特定装置定量稀释血液标本;检测稀释样本中的细胞数量;将稀释样本中的细胞数量转换为最终报告结果,即每升全血中的白细胞数量。不同类型血液分析仪的操作程序依照仪器说明书规定。

4.参考区间

成年人为$(3.5\sim9.5)\times10^{12}/L$。

5.注意事项

血液应与抗凝剂充分混匀,避免产生凝块;同时应避免标本出现溶血。存在冷球蛋白、冷纤维蛋白原、红细胞抵抗溶血和高甘油三酯等影响因素均会干扰白细胞计数结果。

(二)手工显微镜检测法

1.原理

手工计数时用白细胞稀释液将血液稀释一定倍数并破坏成熟的红细胞,然后将稀释后的标本充入细胞计数板(又称牛鲍计数板)的计数池,在显微镜下计数一定体积内的白细胞数,换算出每升血液中白细胞的数量。

2.试剂与器材

(1)白细胞稀释液:冰醋酸取 2 mL;蒸馏水取 98 mL,以及 10 g/L 的亚甲蓝溶液 3 滴(混匀过滤后备用)。

(2)其他:显微镜、改良牛鲍血细胞计数板等。

(3)操作:①取小试管 1 支,加白细胞稀释液 0.38 mL;②用微量吸管准确吸取 20 μL 乙二胺四乙酸抗凝全血或末梢血,擦去管外余血,将吸管插入小试管中稀释液的底部,轻轻将血放出,并吸取上清液清洗吸管 2 次,混匀;③待红细胞完全破坏,液体变为棕褐色后,再次混匀后充池,静置 2~3 分钟,待白细胞下沉;④用低倍镜计数四角 4 个大方格内的白细胞数,对压线细胞按"数上不数下、数左不数右"的原则进行计数。

(4)计算:按下列公式计算白细胞/升。

$$白细胞数/升 = \left(\frac{N}{4}\right) \times 10 \times 20 \times 10^6 = \frac{N}{20} \times 10^9$$

上式中:N 为 4 个大方格内白细胞总数;÷4 为每个大方格(即 0.1 μL)内白细胞平均数;×10 个大方格容积为 0.1 μL,换算成 1 μL;×20 为血液稀释倍数;×10^{6}为由 1 μL 换算成 1 L。

(5)注意事项:手工法计数白细胞的误差,与样本量过少、采集样本的质量,以及计数池中细胞分布不均匀等因素有关。①静脉血稀释前应充分混匀,不能有凝集。末梢血在穿刺后应避免挤压,使之自由流出,且立即稀释,以免产生凝集。②小试管、计数板均应清洁、干燥,以免杂质、微粒等被误认为细胞。③应准确量取血液样本、恰当稀释。计数池只能加入一定量的稀释样本,过量则使盖玻片抬高,从而改变计数池的充液高度。④白细胞数量过高时,可加大稀释倍数,如超过 30×10^9/L,可用 1∶100 稀释;白细胞数量过低时,可计数 8 个大方格的白细胞数或减少稀释倍数,如 1∶10 稀释。⑤白细胞计数的稀释液破坏或溶解所有的无核红细胞。在某些疾病条件下,有核红细胞可能会在外周血中出现,这些细胞不能从白细胞中分辨出来,在计数池中也被计数成白细胞。因此,对染色血涂片进行分类,每 100 个白细胞中有 5 个或更多有核红细胞时,白细胞计数结果按下列公式进行校正。⑥白细胞总数在正常范围内时,大方格间的细胞数不得相差 8 个以上,两次重复计数误差不得超过 10%。

$$校正后的白细胞计数结果 = X \times \frac{100}{100 + Y}$$

上式中:X 为未校正的白细胞数;Y 为分类计数时,每 100 个白细胞中同时计数到的有核红细胞数。

白细胞计数以校正后的结果进行报告。

二、方法学评价

临床实验室主要使用血液分析仪进行白细胞计数,不仅操作简便、检测快速,而且重复性好,易于标准化,适合批量标本的检测。使用配套校准物或溯源至参考方法的定值新鲜血实施校准后,可确认或改善检测结果的准确性。某些人为因素(如抗凝不充分)或病理状态(如外周血出现有核红细胞、巨大血小板、血小板凝集)干扰仪器的检测结果时,需使用手工法进行确认。手工显微镜检测法是白细胞计数的传统方法,简便易行,无须特殊设备,但检测速度慢、结果重复性较差,难于满足常规工作批量标本的检测需求。在规范操作条件下,当血液分析仪检测结果存在干扰因素导致结果不可靠时,手工显微镜检测法可用于白细胞计数结果复核。

三、临床意义

(一)生理性变化

白细胞计数结果有明显生理性波动,如早晨较低,傍晚较高;餐后较餐前高;剧烈运动、情绪激动时较安静状态下偏高;月经期、妊娠、分娩、哺乳期也可升高;新生儿及婴儿明显高于成人;吸烟也可引起白细胞计数升高。

(二)病理性增多

病理性增多常见于:①急性化脓性感染,尤其是革兰阳性球菌感染(脓肿、脑膜炎、肺炎、阑尾炎、扁桃体炎等);②某些病毒感染(传染性单核细胞增多症、流行性乙型脑炎等);③组织损伤(严重外伤、大手术、大面积烧伤、急性心肌梗死等);④急性大出血;⑤白血病;⑥骨髓纤维化;⑦恶性肿瘤(肝癌、胃癌、肺癌等);⑧代谢性中毒(糖尿病酮症酸中毒、尿毒症等);⑨某些金属(铅、汞等)中毒。

(三)病理性减少

病理性减少见于:①某些感染性疾病,尤其是革兰阴性杆菌感染(伤寒、副伤寒等);②某些原虫感染(黑热病、疟疾等);③某些病毒感染(病毒性肝炎、流感等);④某些血液病(再生障碍性贫血、急性粒细胞缺乏症、巨幼细胞贫血等);⑤自身免疫性疾病(系统性红斑狼疮、艾滋病等);⑥脾功能亢进(门脉肝硬化、班替综合征等);⑦肿瘤化疗,电离辐射(如 X 线)及某些药物(氯霉素、磺胺类药等)反应等。

第二节 白细胞形态学检查

白细胞形态学检查主要是镜下对周围血液中的中性粒细胞、淋巴细胞、嗜酸性粒细胞、嗜碱性粒细胞和单核细胞 5 种白细胞形态的检查,包括对血细胞分析仪检查数量的评估。通过显微镜检验观察白细胞的各种形态变化,有助于急慢性白血病诊断、鉴别诊断及治疗后缓解状况的观察,可以了解感染的程度,提示各种血液相关性疾病,对白细胞异常疾病的诊断和疗效观察有重要意义。

一、中性粒细胞

(一)中性分叶核粒细胞

正常人白细胞分类分叶核粒细胞占 $50\%\sim70\%$。细胞大小为 $10\sim15~\mu m$,呈圆形或卵圆形,核多分为 $3\sim5$ 叶。分叶之间以丝相连,或核最细部分的直径小于最粗部分的 1/3,或分叶核各分叶之间扭曲折叠。核染色质粗糙、浓缩成块状,无核仁。胞质丰富、淡粉红色、含细小的紫红色颗粒。

(二)中性杆状核粒细胞

正常人白细胞分类杆状核粒细胞 $<5\%$。细胞大小为 $10\sim18~\mu m$,呈圆形或卵圆形。核弯曲呈杆状,核最细部分的直径大于最粗部分的 1/3。核染色质粗颗粒状聚集,无核仁。胞质丰富、淡粉红色、含细小的紫红色颗粒。

(三)中性粒细胞核象变化

中性粒细胞核象变化指中性粒细胞细胞核形态的变化情况,反映中性粒细胞的成熟程度。正常情况下外周血中性粒细胞杆状核与分叶核的比值约为

1：13,病理情况下可出现核左移和核右移。

1.核左移

外周血白细胞分类中性粒细胞杆状核＞5％或出现杆状核以前阶段的幼稚细胞,称为核左移。依据杆状核增多的程度分为轻度核左移(＞6％)、中度核左移(＞10％)和重度核左移(＞25％)。核左移常伴有白细胞计数升高或白细胞计数减少,伴有中性粒细胞的中毒性改变。常见于急性感染、急性中毒、急性失血、急性溶血、急性组织细胞破坏、长期应用肾上腺皮质激素及急性粒细胞白血病。

2.核右移

外周血白细胞分类中性粒细胞分叶核 5 叶＞3％,称为核右移。见于巨幼细胞贫血、恶性贫血、再生障碍性贫血、应用抗代谢药物、炎症恢复期等情况。在疾病进行期突然出现核象右移,提示预后不良。

(四)中性粒细胞中毒性变化

严重感染、恶性肿瘤、重金属或药物中毒、大面积烧伤等引起白细胞计数升高的疾病均可出现中性粒细胞的中毒性变化。

1.中毒颗粒

中性粒细胞胞质中出现的大小不等、蓝黑色、点状分布的颗粒,中性粒细胞AP 染色呈阳性,多认为是嗜苯胺颗粒聚集的结果。

2.空泡

中性粒细胞胞质中出现大小不等的泡沫状空泡,多认为是脂类变性的结果。

3.杜勒小体

中性粒细胞胞质内出现片状、云雾状结构,呈天蓝色或灰蓝色。多认为是核质发育失衡的结果。

4.核变性

中性粒细胞肿胀性变化是细胞胞体肿大、结构模糊、边缘不清晰,核肿胀和核溶解等现象;固缩性变化是细胞核致密、碎裂、变小。

5.大小不等

中性粒细胞体积大小相差明显。多认为是细胞分裂不规则的结果。

(五)棒状小体

在急性粒细胞性白血病或急性单核细胞白血病时,原、幼细胞胞质内出现棒状、红色杆状物,粒细胞性白血病时棒状小体短而粗,常多个单核细胞白血病时,棒状小体长而细,常单个。棒状小体是嗜天青颗粒浓缩聚集的结果。

二、淋巴细胞

(一)成熟淋巴细胞

大淋巴细胞直径为 $10\sim15\ \mu m$,占 10%。小淋巴细胞为 $6\sim10\ \mu m$,占 90%。细胞呈圆形或卵圆形。大淋巴细胞蓝色胞质丰富,内有少量嗜天青颗粒。小淋巴细胞胞质少,无颗粒,胞核呈圆形或椭圆形,有切迹,成熟淋巴细胞染色质粗、块状凝聚。

(二)异型淋巴细胞

1.不规则型异型淋巴细胞

该细胞是异型淋巴细胞中最常见的一种。胞体较大而不规则,似单核细胞状,常见伪足,核呈圆形或不规则形,胞质丰富,呈较成熟淋巴细胞,染色深,呈灰蓝色。

2.幼稚型异型淋巴细胞

胞体较大,核圆形或椭圆形,染色质较粗,可见 $1\sim2$ 个假核仁,胞质深蓝色。

3.空泡型异型淋巴细胞

该细胞属成熟淋巴细胞,细胞异型,胞质丰富,胞质及细胞核可见穿凿样空泡。空泡也可出现在不规则型异型淋巴细胞和幼稚型异型淋巴细胞。

异型淋巴细胞多见于病毒感染,以传染性单核细胞增多症时最为常见。此外,可见于流行性出血热、肺炎支原体性肺炎、疟疾、过敏性疾病、急慢性淋巴结炎、淋巴细胞增殖性疾病等。

(三)卫星现象

淋巴细胞核旁出现游离于核外的核结构(小卫星核),常见于接受大剂量电离辐射、核辐射之后或其他理化因素、抗癌药物等造成的细胞染色体损伤,是致畸、致突变的指标之一。

三、嗜酸性粒细胞

成熟嗜酸性粒细胞主要包括嗜酸性杆状核粒细胞和分叶核粒细胞。周围血中多为分叶核,细胞直径为 $13\sim15\ \mu m$,圆形或类圆形,核呈镜片状,核染色质粗,胞质丰富,充满橘红色粗大、圆形、紧密排列的嗜酸性颗粒。

嗜酸性粒细胞增多主要见于寄生虫感染、变态反应性疾病、过敏性疾病、剥脱性皮炎、淋巴瘤、肺嗜酸性粒细胞增多症、嗜酸性粒细胞综合征及少见的嗜酸性粒细胞白血病。

四、嗜碱性粒细胞

成熟嗜碱性粒细胞的细胞直径为 $10\sim12~\mu m$，核染色质粗，呈深紫色，细胞质内量少，含蓝黑色的嗜碱性颗粒，蓝黑色覆盖分布于整个细胞质及细胞核表面，导致细胞核结构不清。嗜碱性粒细胞增多见于慢性粒细胞性白血病、嗜碱性粒细胞性白血病、骨髓纤维化、恶性肿瘤（如转移癌），以及过敏性疾病（如结肠炎）、结缔组织病（如类风湿关节炎）。

五、单核细胞

成熟单核细胞的直径为 $14\sim20~\mu m$，圆形或不规则形，胞核不规则，可见伪足，核染色质粗糙、疏松、起伏感，胞质呈浅灰蓝色，胞质内可见细小淡红色颗粒。单核细胞增多见于活动性结核病、亚急性感染性心内膜炎、急性感染恢复期、黑热病、粒细胞缺乏病恢复期、恶性组织细胞病、骨髓增生异常综合征、单核细胞白血病等。

第五章

血小板检验

第一节　血小板检验流程及质量控制

血小板检验是临床止血与血栓检查和研究的重要内容。传统的血小板分析方法有血小板计数、血小板聚集功能试验及电泳法血小板膜糖蛋白分析等。这些方法分析血小板存在多种不足,尤其不能对单个血小板或血小板亚群进行分析。外周血中血小板体积小且极易受体外环境因素影响而发生活化,使得血小板分析的难度增大,因而传统的检测方法很难得到准确的实验结果。近年来随着流式细胞术的迅速发展和各种血小板特异性单克隆抗体的制备成功,流式细胞术分析血小板逐渐从研究开始发展到临床实际应用,并开创了单个血小板或血小板亚群分析的崭新途径。

一、标本的处理

流式细胞血小板分析的标本首选为枸橼酸钠(浓度为 10^9 mmol/L,血液与抗凝剂的比例为 9∶1)抗凝的空腹静脉血。乙二胺四乙酸类抗凝剂属于较强的 Ca^{2+} 螯合剂,具有更强的抗凝血功能,但一般不用于血小板分析。由于肝素可引起血小板激活,故一般也不用于血小板分析。

(一)标本采集的注意事项

流式血小板分析的标本在采集时应避免引起血小板体外活化,因此在采集过程中应注意以下几点。

(1)采血前患者或志愿者应空腹,但可以喝水,以免血管塌陷而导致进针困难。

(2)采用较大号的针头采血,如 20 号针头,避免抽血时产生较大的切应力而使血小板活化。

（3）止血带应扎得较松或不用止血带,针头进入皮肤后应一针见血。

（4）拉动注射器抽血时应用力平缓,抽出的前 2 mL 血应弃掉,血液应迅速加入抗凝剂中,但推出注射器中血液时不要用力过猛,血液与抗凝剂混匀时应轻轻颠转混匀 5 次以上。真空采血器采血是否导致血小板活化尚存在争议,但真空抗凝管中较大的负压足以成为导致血小板活化的重要因素。若采用注射器采血后加入真空抗凝管时,应先将盖打开,沿试管壁打入血液,待血液至刻度后加盖颠转混匀。毛细血管采血一般不适应于流式细胞分析血小板,对于静脉采血较为困难的婴幼儿,需要检查血小板膜糖蛋白有无缺陷时也可用毛细血管采血,但应注意避免过度挤压,以免血小板聚集和血液凝固。无论何种方式采集的血液,每个实验室应对其试验条件进行评价,可以采用活化依赖的单克隆抗体作为分子探针,检测正常人循环血液中单克隆抗体阳性血小板,一般应<2%（未固定血小板）。

(二)标本的固定

无论是测定血小板活化,还是测定血小板膜糖蛋白,一般最好在标本采集后 30 分钟内处理标本。测定血小板活化,无论是体内血小板活化状态,还是体外激活剂活化血小板,通常需要抑制血小板的进一步活化。当血液离体后,随着时间的延长,血小板可自体活化,也可由于环境因素的影响,如接触异物表面等发生活化。因此,通过固定剂固定血小板,防止体外血小板的激活,可以更真实地反映体内血小板的活化水平。固定方式包括:①全血＋抗凝剂→免疫标记→固定剂;②全血＋抗凝剂＋固定剂→免疫标记;③全血＋抗凝剂→激活剂→免疫标记→固定剂;④全血＋抗凝剂＋激活剂→固定剂→免疫标记;⑤全血＋抗凝剂＋激活剂＋免疫标记→固定剂。研究发现,不同的固定剂和固定方式将显著影响血小板活化的检测。因此,究竟采取何种固定方式,对每一种新的单克隆抗体与血小板的反应特性应进行仔细的研究,每个实验室也应对本室的各种实验条件进行探索,使之能简便、快速、准确地运用流式细胞术分析血小板。

二、血小板膜糖蛋白分析

血小板膜糖蛋白是血小板发挥功能的分子基础,一旦其数量或结构异常,可导致患者发生出血或血栓形成。因此,流式细胞术直接分析血小板膜糖蛋白对临床血小板功能异常所致的出血与血栓性疾病的诊断有重要意义。

（一）抗体选择及组合

血小板膜糖蛋白主要包括糖蛋白（glycoprotein，GP）Ⅱb/Ⅲa复合物、GPⅠb/Ⅸ/Ⅴ复合物、GPⅠa/Ⅱa复合物、GPⅠc/Ⅱa复合物、GPⅣ和GPⅥ。一般采用荧光素标记的血小板膜糖蛋白特异性单克隆抗体进行直接免疫荧光染色。常用2种以上单克隆抗体进行双色流式细胞分析。一种抗体作为血小板标志抗体设定阈值（鉴别血小板），另一种抗体作为检测抗体。

（二）试剂和标本处理

1.试剂

（1）荧光素标记的单克隆抗体：FITC或PE标记的抗GPⅡb/Ⅲa复合物、GPⅠb/Ⅸ/Ⅴ复合物、GPⅠa/Ⅱa复合物、GPⅣ单克隆抗体。

（2）同型对照：鼠免疫球蛋白（MIgG），其IgG亚型、蛋白质浓度、标记的荧光色素和荧光素/蛋白质分子比值（F：P）应与荧光素标记的单克隆抗体匹配，一般用同一生产厂商的试剂匹配较好。

（3）固定剂：1‰多聚甲醛PBS。

2.标本处理

（1）对照：每次进行血小板分析时应做阳性对照或者阴性对照，故血液标本包括健康人做阳性对照和测定标本。

（2）免疫荧光染色：取4支2 mL塑料尖底离心管，2支标记测定（T1和T2），另两支标记对照（C1和C2）。在T1管和C1管中分别加入2种各10 μL荧光素标记的单克隆抗体，在T2管和C2管中分别加入2种各10 μL荧光素标记的MIgG。在T1管和T2管中均加入10 μL稀释测定全血或5 μL未稀释测定全血混匀，在C1管和C2管中均加入10 μL稀释对照全血或5 μL未稀释对照全血混匀。避光、室温染色20分钟。

（3）洗涤与固定：加入1.5 mL的PBS，颠转混匀血液标本，300 g离心5分钟，弃去上清，加入1 mL的4～8 ℃预冷的1‰多聚甲醛，湍流混匀，固定15分钟后流式细胞仪检测。也可不洗涤，直接加入2 mL的4～8 ℃预冷的1‰多聚甲醛，湍流混匀，固定15分钟检测。若不能及时测定，置于4～8 ℃冰箱内保存，24～48小时测定。

（三）数据获取和分析

（1）流式细胞仪准备，按仪器操作规程开机，开启自动校准软件，用校准荧光微球调试与校准仪器。

（2）开启流式细胞数据获取与分析软件,仪器设置中 FSC、SSC、FL1、FL2、FL3 均设为对数方式。设阈值为 FL1,避免细胞碎片和仪器的背景噪音的影响。流速设为低速,以减少细胞的粘连。

（3）使用 C2 管获取数据。

（4）获取 C1 管、C2 管、T1 管、T2 管中 5 000～10 000 个血小板数据。可同时获取血小板和红细胞的数据,但应保证血小板数据＞5 000～10 000 个。数据储存于计算机硬盘。

（5）分析软件中数据显示。

（6）以 C2 管的荧光散点图为基准,使散点图分成 4 个部分,即左下、右下、左上、右上。

(四)结果报告

较为可靠和准确的方法是采用定量流式细胞术,可以精确测定血小板糖蛋白分子数。

(五)质量控制

1.洗涤与不洗涤的影响

免疫荧光染色后洗涤可有效去除背景荧光的影响,使阴性和阳性血小板的荧光峰分离更好,平均荧光强度增大,有利于结果的分析。免疫荧光染色后不洗涤,直接加入固定剂,导致阴性和阳性血小板荧光峰的分离不如洗涤的好,平均荧光强度减小,对 CD41、CD42、CD61 等分子数量较多的糖蛋白分析影响不大,但对含量较少的糖蛋白的测定有一定影响。

2.标本放置时间的影响

由于一些血小板膜糖蛋白的分布与采血后放置时间有关,,采血后即使立即检测也可能会发生变化,因此有学者建议应采血后立即固定,使检测的信息代表体内血小板膜的真正水平。固定方法是在采血后立即加入等体积的 2% 可溶性聚四氟乙烯中,室温固定 15～60 分钟,然后储存在 4 ℃冰箱中。测定时将固定全血用卵黄缓冲液 1:10 稀释后,不需洗涤,直接加单克隆抗体进行免疫荧光染色。但是,固定全血的方法可随着固定时间延长,血小板结合抗体量逐渐减少、荧光强度减弱。因此,各实验室应根据所用抗体的浓度、固定时间、染色时间等不同,确定抗体的最佳浓度及染色时间等。

3.如果需要准确测定

如果需要准确测定每个血小板膜上的糖蛋白分子数,可采用定量流式细胞术的方法。

三、血小板活化分析

血小板活化是血小板发挥止血和血栓功能的重要前提,各种内在或外来因素的刺激下,引发血小板内的 Ca^{2+} 流、磷酸肌醇裂解、蛋白磷酸化,血小板膜糖蛋白重新分布、构型变化、新受体表达、促凝血表面的暴露、血小板形态发生改变和释放反应等,导致活化血小板,并与黏附蛋白,如纤维蛋白原、血管性血友病因子等结合,最终在血管内皮下形成富含血小板和纤维蛋白的血栓。活化血小板膜表面与静止血小板相比具有显著差别,使得流式细胞术检测血小板活化成为可能。

根据血小板的活化过程中各种特异性改变,流式细胞术分析血小板活化的研究中,可选择检测的项目或参数包括以下几点。①血小板胞质游离 Ca^{2+} 浓度检测:Ca^{2+} 浓度变化是血小板活化的最早期反应之一,可以采用荧光钙探针作为 Ca^{2+} 细胞内荧光探针,通过测定其荧光强度大小,反映血小板活化过程中 Ca^{2+} 流的快速变化。②质膜糖蛋白改变分析:血小板活化导致膜表面 GP Ⅰ b/Ⅸ/Ⅴ 复合物表达减少;GP Ⅱ b/Ⅲ a 复合物表达增多并发生构型变化,暴露纤维蛋白原受体(PAC-1 结合位点)、配体诱导结合位点、受体诱导结合位点,用流式细胞术结合单克隆抗体可以进行特异的检测。③颗粒膜蛋白表达:血小板活化后发生释放反应,α、δ 颗粒和溶酶体膜蛋白如 CD62P、CD63 等在活化血小板质膜上大量表达,成为活化血小板的标志之一,可以用颗粒膜蛋白的单克隆抗体做分子探针灵敏地检测。此外,活化血小板表达高水平的 CD62P 分子后,可与白细胞,尤其是中性粒细胞和单核细胞膜上的受体结合,形成白细胞与血小板的聚集体。因此,检测血小板膜表面的颗粒膜蛋白或白细胞与血小板的聚集体,均可反映血小板的活化水平。④暴露的活化血小板促凝血表面:静止血小板膜内侧的磷脂酰丝氨酸和磷脂酰肌醇等在活化后暴露于膜表面,促进 F V/V a、F Ⅷ/Ⅷ a、FX/Xa 和凝血酶等在 Ca^{2+} 的参与下与活化表面结合;活化 GP Ⅱ b/Ⅲ a 与纤维蛋白原结合,故可用单克隆抗体检测上述结合的凝血因子,但应注意排除血浆中相同凝血因子的影响。以上仅是流式细胞术分析血小板活化的几个方面,也可根据血小板活化的机制自行设计实验。

第二节　血小板计数

血小板计数是指计量单位体积血液中血小板的数量。正常情况下,循环血液中血小板的数量相对稳定。但在某些生理或病理情况下,血小板数目可增多或减少,因此血小板计数是反映血小板生成与消耗(破坏)之间平衡的试验。由于血小板体积小,容易发生黏附、聚集和变性破坏,常对计数的准确性产生影响,目前血小板计数的主要方法包括血细胞分析仪法和目视显微镜计数法。

一、试验原理与方法

血细胞分析仪可直接检测血小板数目并提供血小板直方图来反应血小板体积大小的分布情况。仪器法检测血小板数目具有高精密度的优势,但不能完全将血小板与其他体积类似的物质(如细胞碎片或杂质)区别开来,尤其血小板直方图异常时仍需采用显微镜计数加以校正,因此显微镜计数(特别是相差显微镜)仍然是公认的参考方法。

二、参考区间

仪器法:中国汉族人群成人血小板计数的参考区间为$(125\sim350)\times10^9/L$。由于血小板计数结果受到地域、人群、年龄、标本类型和检测方法等多方面因素的影响,各实验室引用参考区间时应进行验证,必要时建立本实验室的参考区间。

三、临床意义

(一)生理变异

健康人的血小板数比较稳定,在一天之间没有大的波动,也无性别与年龄的明显差别。应激状态下,血小板数量可短暂升高。

(二)血小板计数减少

血小板计数减少常见于血小板破坏过多,如免疫性血小板减少症、脾功能亢进及体外循环等;血小板消耗过多如弥散性血管内凝血、血栓性血小板减少性紫癜、溶血性尿毒症综合征、败血症及粟粒性结核等;血小板生成障碍,如白血病、再生障碍性贫血、溶血性贫血、骨髓增生异常综合征、骨髓纤维化等;也可见于遗传性血小板减少症,如湿疹血小板减少伴免疫缺陷综合征、MYH9相关性血小板减少症、灰色血小板综合征、巨血小板综合征、地中海血小板减少症、植物固醇血症及先天性无巨核细胞血小板减少症等。

(三)血小板计数显著增多

血小板计数显著增多主要见于骨髓增殖能力增强,如原发性血小板增多症、真性红细胞增多症、慢性粒细胞白血病,以及肿瘤骨髓转移(有溶骨性变化时)等。在脾切除术后,血小板也能呈现一过性增多。反应性血小板增多症,常见于急慢性炎症、缺铁性贫血、癌症、缺氧及创伤后,尤其儿童急性感染后常见。原发病经治疗情况改善后,血小板数量会很快下降至正常水平。

四、结果分析及影响因素

(一)采血方面的影响

必须一针见血,标本采集后与抗凝剂迅速混匀。末梢血采集时针刺深度至少2 mm,使血液自然流出,不要过度挤压。

(二)放置时间的影响

静脉血在放置24小时后,血小板多发生黏附聚集并形成较大聚集团块,可造成血细胞分析仪计数误差,数量假性降低,因此应尽量缩短运输和储存的时间。

(三)血小板形态异常

血小板体积过大或过小均会影响检测结果。形态异常可使血小板直方图有不规则峰型出现,体积分布低而宽,部分图形尾巴上翘,此时应采用显微镜直接计数法检测。

(四)乙二胺四乙酸诱导的血小板计数减少现象

乙二胺四乙酸使一些血标本中的血小板发生聚集,造成假性血小板计数减少现象,可采用血涂片观察并使用其他抗凝剂(枸橼酸钠)进行鉴别。

(五)其他干扰因素

某些溶血性疾病时发生血管内溶血,血液标本中出现红细胞碎片,这些碎片易被血细胞分析仪误识别为血小板。慢性粒细胞性白血病经过治疗后,血液中出现大量白细胞碎片,可干扰血小板计数。严重缺铁性贫血患者也会影响血小板计数的准确性。

第三节 血小板功能检验

血小板功能检验包括血小板黏附功能、血小板聚集功能、血小板释放功能试验等。在抗凝血标本中加入血小板聚集诱导剂，如胶原、二磷酸腺苷等，模拟体内环境以间接判断体内血小板功能状态。由于试验结果受到取血、操作、设备、试剂等多种因素影响，各项血小板功能试验结果在室内和室间均存在较大差异，国内尚未建立完善的标准操作规范。因而在解释试验结果时需注意排除相关干扰因素，各实验室需建立自己的操作流程和参考区间。多种整体反应血小板功能状态的试验方法已逐步应用于临床，在出血性疾病筛查和抗血小板治疗监测中得到推广。

一、血小板聚集功能试验

血小板聚集功能试验是被广泛应用的血小板功能检测方法，有比浊法、阻抗法（全血法）、光散射法等，目前仍以比浊法最常用。血小板聚集诱导剂主要包括二磷酸腺苷、胶原、花生四烯酸和瑞斯托霉素等。虽然比浊法简便易行且应用更广泛，但易受患者采血前状态、血液采集过程、富血小板血浆制备过程、检测和分析过程等多种因素的影响。

(一)试验原理与检测方法

1.试验原理

富血小板血浆在连续搅拌条件下，加入血小板聚集诱导剂，诱导剂与血小板膜上相应的受体结合，使血小板活化并导致血小板发生聚集，富血小板血浆悬液的浊度降低、透光度增加。光电系统将光浊度的变化转换为电讯号的变化，在记录仪上予以记录，根据描记曲线计算出血小板聚集的速率。由于在血小板聚集过程中需要血小板膜糖蛋白、纤维蛋白原与 Ca^{2+} 的参与，因而血小板聚集率可反映血小板数量和功能状态、血浆纤维蛋白原含量和血管性假血友病因子水平等。

2.检测方法

(1)标本采集：从肘静脉顺利取血 4.5 mL，注入含 0.50 mL 枸橼酸钠 (0.13 mol/L)的硅化或塑料试管中。

(2)标本处理及检测：①以 200 g 离心 10 分钟，取出上层血浆即为富血小板血浆,将剩余血液以 1 500 g 离心 15 分钟,上层较为透明的液体即为乏血小板血浆;②将富血小板血浆及乏血小板血浆分别加入到两支比浊管内,以乏血小板血浆管调零,并加搅拌磁棒(1 000 转/分),在 37 ℃预热 3 分钟;③将<1/10 体积的诱导剂加入到富血小板血浆中,同时开始搅拌(1 000 转/分),记录至少5 分钟聚集波型;④最大聚集率:测量最大聚集距富血小板血浆基线的的高度(h1)及乏血小板血浆基线之间的高度(h0),通过公式最大聚集率=h1/h0×100%获得最大血小板聚集率。

(3)诱导剂的选择:不同的诱导剂检测不同种类的血小板异常,初始检测时不必使用全部的诱导剂,可应用常规诱导剂在标准剂量下检测血小板聚集情况,有异常时再进一步检测。一般情况下,如果低浓度的诱导剂不聚集,再进行高浓度的诱导剂检测;而对于怀疑 2B 型或血小板型血管性血友病的患者在常规 1.20 mg/mL 瑞斯托霉素聚集正常时,需进行低浓度(0.50~0.70 mg/mL)瑞斯托霉素检测;如果花生四烯酸聚集降低,需采用血栓素 A2 的稳类似物 U46619 来区分阿司匹林样缺陷还是血栓烷受体缺陷。

(二)参考区间

使用不同种类、不同浓度的血小板聚集诱导剂,最大血小板聚集率的参考区间有显著差别,多在 50%~100%,各实验室需建立自己的健康人参考区间。

(三)临床意义

1.血小板聚集率降低

血小板聚集率降低见于血小板无力症、巨大血小板综合征、贮藏池病、低(无)纤维蛋白原血症、尿毒症、肝硬化、维生素 B_{12} 缺乏症和服用血小板抑制药等。

2.血小板聚集率升高

血小板聚集率升高见于高凝状态和血栓性疾病,如急性心肌梗死、心绞痛、糖尿病、脑血管疾病、深静脉血栓形成、先天性心脏病、高 β 脂蛋白血症、抗原-抗体复合物反应、人工瓣膜、口服避孕药和吸烟等。

(四)结果分析及影响因素

血小板聚集试验最易受到采血及制备过程等多种因素的影响,在结果分析时需注意排除各种影响因素,必要时重新采集标本重复测定。

1.药物的影响

阿司匹林、氯吡格雷、替罗非班、替格瑞洛、双嘧达莫、肝素和部分口服抗凝剂均可抑制血小板聚集。各种药物间的机制、半衰期均存在差异,因此监测时间也不同,如 100 mg 阿司匹林作用可持续 1 周,停药 7 天以上,血小板聚集试验才可能恢复至正常水平。

2.标本采集的影响

采血过程应顺利,避免反复穿刺而将组织液混入血液或混入气泡。前 3～4 mL血液不能用于聚集实验,采集血标本应放入塑料试管或硅化的玻璃管中避免血小板活化。标本应在室温下静置 15 分钟,且采血后 4 小时内完成试验,时间过长会降低血小板的聚集强度和速度。采血后,标本应放在 15～25 ℃室温下为宜,低温会致使血小板激活。

3.标本 pH 的影响

血浆标本 pH 处于 6.8～8.5 时可获得最佳聚集效果。

4.标本制备的影响

富血小板血浆在制备过程中不应采用带制动的离心机,对于巨大血小板患者可采用自然沉降法获取富血小板血浆。富血小板血浆中如混有红细胞或标本溶血及血脂过高等因素均可降低透光度,影响血小板聚集率,应在报告中注明。血小板数目过低也可影响血小板聚集,应在报告中注明。

5.诱导剂影响

诱导剂应妥善保存,二磷酸腺苷配制成溶液后宜在－20 ℃冰箱贮藏,一般半年内不会降低活性;肾上腺素的存储和使用过程应避光。

二、血小板释放功能试验

(一)试验原理与检测方法

1.试验原理

血小板中多数腺嘌呤核苷酸储存在致密颗粒中,其中三磷酸腺苷的储存率为 40%,二磷酸腺苷的储存率为 60%。血小板受诱导剂刺激活化时,致密颗粒中三磷酸腺苷、二磷酸腺苷被释放至细胞外,诱导剂刺激后血小板细胞外液中三磷酸腺苷含量变化可反映血小板的释放功能。荧光素-荧光素酶和三磷酸腺苷同时存在情况下会发射荧光,光强度与三磷酸腺苷浓度平行。血小板释放反应中产生的二磷酸腺苷在磷酸烯醇丙酮酸作用下转变为三磷酸腺苷,通过荧光强度的测定可计算出血小板释放的三磷酸腺苷和二磷酸腺苷总量。

2.检测方法

以血小板聚集仪为例,利用荧光法与血小板聚集同步测定。

(1)标本采集与处理:以 0.10 mol/L 枸橼酸钠抗凝全血制备富血小板血浆。

(2)绘制标准曲线:在调零后,反应杯中加入不同浓度的三磷酸腺苷标准品,检测并将测定结果绘制成反应曲线。

(3)样本检测:在基底液调零后,加入相应的诱导剂(如二磷酸腺苷),进行检测并保存检测结果,软件记录释放曲线,根据峰值与三磷酸腺苷标准品曲线计算三磷酸腺苷释放量。

(二)参考区间

每个实验室需建立各自的参考区间,以二磷酸腺苷(浓度为 3.60 μ mol/L)作为诱导剂时,三磷酸腺苷释放量为$(1.8\pm0.8)\mu mol/10^{11}$个血小板。

(三)临床意义

常规检测时,需同时测定正常人血小板三磷酸腺苷释放量作为参照。血小板三磷酸腺苷释放量减少见于骨髓增生异常综合征、免疫性血小板减少症、多发性骨髓瘤、霍奇金淋巴瘤,以及服用抗血小板药物。贮存池病时,三磷酸腺苷释放减少,血小板聚集二相波消失,为贮存池病最为突出的特征。

(四)结果分析及影响因素

采血及制备富血小板血浆的过程是否规范化、对照样本的选择、环境因素刺激血小板活化等均可干扰检测结果。

三、血小板功能分析仪

可溶性聚四氟乙烯-100 型血小板功能分析仪可用于快速和准确评估血小板功能。该检测仪可模拟体内初期止血过程,敏感反映高剪切力下血小板的止血功能,既可用于检测与血小板黏附、聚集、血小板栓子形成相关的初期止血障碍疾病(如血小板型血管性血友病和血小板病的筛选),也可用于评估抗血小板药物疗效(如抗血小板药物治疗监测和外科手术前初期止血功能的评价)。而对于凝血因子缺乏性疾病如血友病 A、血友病 B 及无纤维蛋白原血症,可溶性聚四氟乙烯-100 测定结果正常。该试验用血量少,耗时短(3~5 分钟),可代替出血时间测定作为筛选试验。由于仍属于功能筛选试验,且可溶性聚四氟乙烯-100 的仪器与配套试剂较贵,该试验提供的信息有限。

(一)试验原理与方法

1.试验原理

该装置使抗凝全血按一定速率通过涂有胶原和肾上腺素或二磷酸腺苷的小

孔,使血小板暴露在剪切力及相关诱导剂环境下,血小板发生聚集逐步填充并堵塞小孔,血流停止。中央小孔完全被血小板栓子阻塞所需要的时间即为闭合时间。

2.检测方法

取枸橼酸钠抗凝血 0.8 mL 加到装有 1 次性试管的槽内(要求采集 4 小时内的血样),预温至 37 ℃,然后利用真空吸力使血样通过直径 200 μm 的不锈钢毛细管和直径为 150 μm 的硝酸纤维膜微孔,膜上包被胶原蛋白和肾上腺素或二磷酸腺苷。在(5 000~6 000)/s 的高切变和诱导剂的作用下,血小板产生聚集,形成栓子,阻碍血流。检测堵塞微孔所需的时间。

(二)参考区间

每个实验室应该用健康人血标本建立自己的参考区间。

(三)临床意义

1.血小板数目及血管性假血友病因子水平含量的异常

闭合时间与血小板数目呈负相关,当血小板计数$<50×10^9/L$ 时,闭合时间通常延长,当血小板计数$<10×10^9/L$ 时,闭合时间明显延长甚至不闭合。闭合时间与血浆血管性假血友病因子水平的水平呈负相关,O 型血人群由于血中血管性假血友病因子水平含量较其他血型低,因此闭合时间延长 10%~20%。

2.血小板质量异常

胶原/肾上腺素和胶原/二磷酸腺苷诱导的闭合时间均延长,除血小板计数减少的因素外,遗传性血小板病(如血小板无力症、灰色血小板综合征)、血管性血友病也是常见原因。胶原/肾上腺素的胶原 T 延长也见于其他遗传性血小板病(如湿疹血小板减少伴免疫缺陷综合征、MYH9 相关疾病)。

3.抗血小板药物的影响

血小板糖蛋白Ⅱb/Ⅲa 受体拮抗剂类药物,如阿昔单抗、依替巴肽、替罗非班,该类药物应用后胶原/肾上腺素和胶原/二磷酸腺苷的闭合时间明显延长,与血小板无力症相似。阿昔单抗停药 12 小时后,依替巴肽停药 4 小时后,闭合时间方可恢复正常。应用抑制环氧酶-1 活性类的非甾体抗炎药(阿司匹林等),95% 的健康人应用后胶原/肾上腺素的闭合时间延长,而胶原/二磷酸腺苷的闭合时间无变化。而冠脉及外周动脉病变的患者服药后,只有 20%~50% 患者表现为胶原/肾上腺素的闭合时间延长。阿司匹林停药 6 天后,闭合时间才能恢复正常,布洛芬停药 24 小时即可恢复正常。

4.监测醋酸去氨加压素的疗效

1 型血小板型血管性血友病患者应用醋酸去氨加压素治疗后可明显缩短胶原/二磷酸腺苷和胶原/肾上腺素的闭合时间,且随血浆血管性假血友病因子水平的升高而缩短,因此可用于监测 1 型血小板型血管性血友病患者对醋酸去氨加压素的反应。

5.其他

闭合时间反映血小板及其他参与止血过程的成分的整体功能状态,因此当测定结果高于参考区间时,需要做进一步实验室检查以明确原因,同时结合病史、用药史、临床表现和其他实验室检查。

(四)结果分析及影响因素

分析前多种因素会影响检测结果,应注意控制和排除,如以下几点。

(1)多种药物可影响血小板功能,因此应询问患者用药史。

(2)食物中脂肪或脂肪酸可能抑制血小板功能,检测前提醒患者清淡饮食。

(3)标本溶血会降低红细胞比容,释放二磷酸腺苷,影响闭合时间。

检测过程中的注意事项:①红细胞沉降率较快的患者可能会发生血细胞分层,需充分混匀抗凝全血或需多次重复;②在检测过程中应注意是否有微血栓或气泡混入,微血栓和气泡会对检测结果产生影响。

第四节 血小板形态学检查

血小板的形态与功能密切相关,通过血小板形态检查,有助于对疾病进行鉴别,以及发病机制的研究。血液分析仪作为一种筛查手段,当细胞数量、比例、分布参数或直方图等发生异常或为临床疑似血液系统疾病时,有必要进行血涂片检查。在某些病理情况下,分析软件不能拟合血小板分布状态时,也须通过血涂片和人工显微镜血小板计数以明确诊断。

一、血小板形态

血小板产生于骨髓巨核细胞,外周血血小板形态学检查主要是指显微镜下对正常血小板及大小、形态、分布改变的血小板进行检查,可结合血小板平均体积、血小板比容、血小板分布宽度来评价血小板形态学异常。国际血液学标准化委员会建议如果需要,对于血小板计数和出现小、大或巨大血小板应做额外的解释说明。当外周血涂片中出现原始巨核细胞、幼稚巨核细胞和小巨核细胞时加以描述。

(一)正常血小板

正常血小板呈两面微凸的圆盘状,直径为 $1.5\sim3.0\ \mu m$,新生的幼稚血小板体积大,成熟者体积小,血小板呈小圆形,淡蓝色或淡红色,多散在或成簇分布。

(二)异常血小板和巨核细胞

1.大小异常

(1)小血小板:直径 $<1.5\ \mu m$。主要见于缺铁性贫血、再生障碍性贫血。

(2)大血小板或巨大血小板:大血小板体积可同正常红细胞大小,直径 $<3\ \mu m$,巨型血小板可 $>7.5\ \mu m$,甚至可达 $10\sim20\ \mu m$。在正常人体中,大血小板通常 $<5\%$。在乙二胺四乙酸抗凝管中储存,血小板体积会逐渐增大。病理情况下,主要见于特发性血小板减少性紫癜、粒细胞白血病、巨大血小板综合征、骨髓增生异常综合征和脾切除后。

2.形态异常

(1)少颗粒血小板:血小板内嗜天青颗粒减少或无颗粒,胞质灰蓝色或淡蓝色。常见于骨髓增生异常综合征。

(2)血小板卫星现象:指血小板黏附、围绕于中性粒细胞或单核细胞的现象,可见血小板吞噬现象。偶见于乙二胺四乙酸抗凝血涂片中,可导致血液分析仪计数血小板假性减少。

(3)畸形血小板:血小板形态多样,可为纺锤状、长条状、大小不一。见于骨髓增生异常综合征、白血病等。

(4)血小板凝集:非抗凝血涂片后可见有血小板聚集现象,抗凝血涂片后血小板多散在分布,若出现片状的血小板聚集时提示骨髓增殖性肿瘤或由于静脉采血不顺利。多见于血小板增多症或血小板功能异常。

(5)小巨核细胞:小巨核细胞大小类似于早幼粒细胞或更小,胞核不分叶呈小圆形、或分叶呈双圆核及圆核,胞质弱嗜碱性,细胞边缘常能见到血小板,血小板可在表面呈现"出芽"。见于骨髓增生异常综合征、慢性粒细胞白血病、红白血病等。

二、临床意义

(一)大小的变化

病理情况下,血小板可出现明显体积变化,大血小板直径可 $>3.3\ \mu m$,主要见于 MYH9 相关性血小板减少症、灰色血小板综合征、巨血小板综合征、地中海血小板减少症、植物固醇血症。在免疫性血小板减少症、慢性粒细胞白血病及某些反应性骨髓增生旺盛的疾病可偶见畸形且偏大的血小板。小血小板常见于维斯科特-奥尔德里奇综合征。

(二)形态的变化

正常人外周血中的血小板多为成熟型,也可见少量形态不规则或畸形血小板,但所占比值一般较低。当骨髓巨核细胞增生旺盛时,尤其是重症免疫性血小板减少症或慢性粒细胞白血病时,可以见到大量蓝色的、巨大的血小板。巨血小板综合征患者的血小板数常轻度减少,伴巨大血小板,直径可达 8 μm,其嗜天青颗粒集中在血小板中央,形成假核状或淋巴细胞样,为本病的形态学特征。急性免疫性血小板减少症患者血小板形态大致正常,慢性患者可见异形、巨大血小板等改变。血栓性血小板减少性紫癜患者血小板数减少,也可见大血小板,并可见较多的红细胞碎片,呈盔形、新月形、小球形等。植物固醇血症患者血小板数常轻度减少,同时伴偏大至巨大血小板,血小板内容物被周边一圈空泡包围,且口型及靶型红细胞也多见。灰色血小板综合征患者可见血小板内颗粒缺乏、呈苍白状。

(三)分布情况

功能正常的血小板在外周血涂片上可聚集成小团或成簇。原发性血小板增多症,血小板聚集成团甚至占满整个油镜视野,其中可见小型、大型、巨型及畸形血小板,偶见巨核细胞碎片。再生障碍性贫血时,涂片中血小板明显减少。乙二胺四乙酸诱导的血小板计数减少可见乙二胺四乙酸抗凝静脉血涂片中血小板聚集成团,而指尖血涂片血小板分布正常。血小板无力症患者血涂片中的血小板形态与数量未见异常,但血小板散在分布,几乎见不到聚集的血小板。

第五节 网织血小板检验

网织血小板是从骨髓中释放入血的新生血小板,与成熟血小板相比,网织血小板体积更大,RNA 含量多,蛋白质合成能力强。随着血小板的成熟,胞浆内 mRNA 逐渐消失,体积逐渐变小。网织血小板可以比较精确地反映骨髓内血小板生成情况。目前主要通过流式细胞仪和血细胞分析仪两种方法进行检验。

一、试验原理与方法

网织血小板中含有丰富的 RNA,荧光染料噻唑橙具有透过活细胞膜特异性结合 DNA/RNA 的特性,当其与 DNA 或 RNA 结合后,发射荧光的能力可增大 3 000 倍。采用荧光标记的血小板膜糖蛋白单克隆抗体标记血小板,通过流式细胞仪检测荧光染料噻唑橙阳性血小板的百分率和荧光强度。荧光强度可反映血小板内部的 RNA 含量,即网织血小板成熟情况。

全自动血细胞分析仪检测网织血小板是在流式分析的基础上,通过设门构建网织红细胞和网织血小板的检测通道,并利用分析软件对网织血小板进行识别和计量,从而得到网织血小板的比例和绝对值,并在散点图上标以不同颜色以便区分。

二、参考区间

采用血细胞全自动分析仪建立的网织血小板参考区间分以下两类。①网织血小板百分比:男性为 1.1%～6.9%,女性为 0.6%～6.0%;②网织血小板绝对值:男性为 $(2.6～13.0)×10^9/L$,女性为 $(1.6～11.9)×10^9/L$。不同检测系统间存在差异,建议每个实验室制定自己的健康人参考区间或对制造商提供的参考区间进行充分验证。采用流式细胞术检测,因影响因素较多,每个实验室需建立各自的参考区间。

三、临床意义

网织血小板升高见于免疫性血小板减少症、血栓性血小板减少性紫癜和溶血性尿毒症综合征等血小板破坏与消耗增加类的疾病;网织血小板降低见于再生障碍性贫血、骨髓增生异常综合征和白血病等血小板生成减少类疾病。

(一)鉴别血小板减少症

在血小板破坏增多或生成不足所致的疾病中,网织血小板的比例会有显著变化,并可与其他血小板生成不足性疾病(如脾功能亢进等)相鉴别。研究发现免疫性血小板减少症患者血小板破坏增加,骨髓生成血小板加快,外周血中新生血小板计数增多,使网织血小板比例升高,而在有些患者中可高达 50%～60%,在临床上可作为免疫性血小板减少症诊断的重要指标。脾功能亢进虽有血小板计数减少,但网织血小板比例接近正常。

(二)反映骨髓抑制后血小板生成能力的恢复

再生障碍性贫血、白血病及肿瘤浸润等患者由于骨髓增殖受抑,血小板总数减少,而网织血小板比例基本正常。化疗后,在血小板数量上升前5天,网织血小板比例即开始明显升高。因此网织血小板比血小板计数能更敏感地反映血小板再生情况。

(三)原发性血小板增多症

原发性血小板增多症未并发血栓形成时,网织血小板比例与健康人水平相当;原发性血小板增多症并发血栓形成时,网织血小板比例显著高于健康人,可能是与网织血小板对凝血酶原受体激动肽等多种活化诱导剂的刺激有较强反应性有关。

四、结果分析及影响因素

标本放置时间不宜过长,应尽量使用新鲜标本进行检测。利用流式细胞仪进行检测时,在孵育过程中,网织血小板随荧光染料噻唑橙浓度的增加和/或孵育时间的增加呈非饱和性增加,其原因可能与荧光染料噻唑橙的亲脂性有关,各个实验室应该建立自己的标准操作流程及参考区间,以达到对临床的辅助诊断目的。

第六节 血小板自身抗体检验

血小板自身抗体是机体免疫系统所产生的针对血小板膜糖蛋白GPⅠb/Ⅸ、GPⅡb、GPⅢa和GPⅠa/Ⅱa等抗原的自身抗体,这些抗体与血小板膜上的相应抗原结合后使血小板被单核巨噬系统大量破坏,表现为血小板数量减少和皮肤黏膜出血。目前血小板自身抗体检测主要包括血小板相关抗体检测及血小板特异性自身抗体检测,前者敏感性可达90%,但特异性较差,不能区分真正的抗血小板抗体与血小板表面非特异性吸附的抗体。血小板抗原单克隆抗体固相化法与改良抗原捕获ELISA法可特异性检测抗血小板自身抗体,但其灵敏度较低,操作复杂烦琐,限制了其在临床的普及应用。

一、血小板相关抗体检验

(一)试验原理与方法

1.试验原理

血小板相关抗体大多数为IgG,荧光素标记的抗人IgG能够与血小板相关抗体特异性结合,血小板表面 IgG 越多,结合的荧光标记抗体越多,通过检测荧光强度能够定量检测血小板相关抗体。

2.检测方法

(1)血小板样本的制备:取正常人乙二胺四乙酸抗凝静脉血 180 g 离心 5 分钟,取富血小板血浆,用血小板洗涤液洗涤 3 次,调整血小板浓度至 $1 \times 10^8/mL$ 备用。取待测血浆 50 μL,加入洗涤血小板 50 μL,室温孵育 60 分钟,用血小板洗涤液洗涤 3 次。

(2)血小板相关抗体标记测定:向上述制备的样本中加入 10 μL FITC 标记的羊抗人 IgG 工作液,在室温下避光孵育 15 分钟,加入 800 μL PBS 进行流式检测。选择波长 488 nm 氩离子激发光,以侧向发散光和前向发散光调整前向角和侧向角电压,选出血小板群。调整仪器处于正常状态,以荧光强度反映血小板表面 IgG 含量,测定荧光标记阳性血小板的百分率。

(二)参考区间

不同实验室应建立各自血小板表面 IgG 百分率及荧光强度的参考区间。

(三)临床意义

1.血小板相关抗体增加

血小板相关抗体增加见于各种原因的免疫性血小板减少症,对疾病的诊断、疗效及预后有一定价值。本法虽较敏感,但特异性差,对区分原发性或继发性免疫性血小板减少症无意义。

2.血小板生成减少

血小板生成减少的患者(如再生障碍性贫血)该指标不升高。皮质类固醇可影响结果,在停药 2 周后检测更具有准确性。

二、血小板特异性自身抗体检验

(一)试验原理与方法

1.试验原理

洗涤过的正常人血小板与患者血浆孵育,患者自身抗体与正常人血小板糖蛋白结合。裂解血小板,将上清液加入预先包被抗鼠 IgG 和被捕获的相应特异性抗体的高吸附板上,用过氧化物酶标记的抗人 IgG 检测结合在糖蛋白上的自身抗体,用显色剂显色。

2.检测方法

(1)试验用酶标板制备:用碳酸盐缓冲液稀释羊抗鼠 IgG,包被酶标板

100 微升/孔,4 ℃过夜。次日用含 2%牛血清蛋白的 PBS 封闭,4 ℃过夜。第三天取出甩干后放置冰箱,待用。将不同的鼠源抗血小板膜糖蛋白单克隆抗体分别加入上述已准备的酶标板中,50 微升/孔,置于 37 ℃条件下孵育 60 分钟,用洗涤液洗板 3 次。

(2)标本检测:收集 O 型正常人洗涤血小板,调整血小板浓度至 $1 \times 10^9/mL$,每管加入约 1×10^8 个血小板及 110 μL 免疫性血小板减少症患者血浆,混匀后,置于室温条件下孵育 60 分钟。用含 0.5%乙二胺四乙酸钙二钠的 PBS 洗涤血小板 3 次,加入血小板裂解液 110 微升/管,震荡混匀,置于 4 ℃条件下孵育 30 分钟。10 000 转/分,离心 30 分钟,取上清稀释,加入已制备酶标板中,置于 37 ℃条件下孵育 60 分钟,用洗涤液洗板 3 次。每孔加入辣根过氧化物酶标记的抗人酶标二抗 100 μL,置于 37 ℃条件下孵育 60 分钟后,用洗涤液洗涤 6 次。加入四甲基联苯胺显色,用 3 mol/L 的硫酸终止,在 490 nm 波长条件下测定吸光度。

(二)参考区间

每次检测需设立 4 例健康人血浆作为正常对照,并计算其检测结果(呈色光密度值)的均值和标准差,以均值+3 倍标准差为参考区间上限,呈色光密度值大于上限者为阳性。

(三)临床意义

1.免疫性血小板减少症辅助诊断

正常人抗血小板自身抗体检测阴性,免疫性血小板减少症患者常呈阳性,且为针对单个或多个血小板膜糖蛋白自身抗体阳性。该方法虽特异性较高,但敏感性不足,是诊断免疫性血小板减少症的主要参考指标。

2.免疫性血小板减少症患者的疗效与预后判断

如免疫性血小板减少症患者抗 GPⅠb/Ⅸ自身抗体阳性,则疗效相对较差或易复发。发病半年内抗血小板自身抗体不能转阴者,多数易转为慢性免疫性血小板减少症。

3.血小板同种抗体的辅助诊断

血小板同种抗原 PLA、Yuk 及 Bak 系统均位于 GPⅡb/Ⅲa 上,故此法也适用于血小板同种抗体的检测,是诊断新生儿同种免疫性血小板减少症与输血后紫癜的主要指标。

第六章

尿液检验

第一节　尿液标本的采集与处理

一、尿液标本种类和收集

(一)尿液标本种类

实验室应制订并实施正确收集和处理尿标本的指导手册,并使负责收集尿标本的人员方便获得这些资料或向患者告知收集说明。

尿液标本按收集方式分为患者自己收集的尿标本、医务人员收集的尿标本、需要医务人员参与或指导收集的尿标本三大类。按收集时间等将尿液标本分为晨尿、随机尿、负荷尿(运动负荷尿、前列腺按摩后尿)、计时尿(24 小时尿、12 小时尿)。

1.患者自己收集的尿标本

(1)随机尿:是随时留取的尿标本。标本的收集不受时间的限制,但应有足够的尿量用于检测,容器上应记录收集尿液的准确时间。

(2)晨尿:是清晨起床、未进早餐和做运动之前第一次排出的尿液。

(3)计时尿:是在规定的时间段收集的尿标本,如餐后 2 小时尿、前列腺按摩后立即收集尿、24 小时尿等。

在收集计时尿标本时需特别注意以下几点。①收集计时尿标本时,应告知患者该时段的起始和截止时间,留取前应将尿液排空,然后收集该时段内(含截止时间点)排出的所有尿液。②如防腐剂有生物危害性,应建议患者先将尿液收集于未加防腐剂的干净容器内,然后小心地将尿液倒入实验室提供的含有防腐剂的收集容器中。③对尿标本进行多项检测时,加入不同种类的防腐剂可能有干扰。当多种防腐剂对尿液检测结果有干扰时,应针对不同检测项目分别留取尿标本(可分次留取,也可1次留取分装至不同容器中)。④特定时段内收集到的尿液应保存于2～8℃条件下。对卧床的导尿患者,将尿袋置于冰袋上,如患者可走动,应定期排空尿袋,将尿液存放在2～8℃条件下。⑤收集时段尿时,收集的尿量超过单个容器的容量时,须用两个容器,两个容器内的尿液在检测前必须充分地混匀。最常用的做法是在两个尿容器之间来回倾倒尿标本。第二个容器收集的尿量一般较少,故加入防腐剂的量相应减少。

2.医务人员收集的尿标本

(1)导管尿:是采用无菌技术,将导管通过尿道插入膀胱后收集的尿液,从导出的尿液中取一部分作为尿标本。

(2)耻骨上穿刺抽取尿:由医务人员采用无菌技术进行耻骨上穿刺,直接从膀胱抽取尿标本。

(3)婴幼儿尿:使用儿科和新生儿尿标本收集袋作为儿科尿液收集容器,此收集袋上附有对皮肤过敏性低的胶条,适用于不能自行留尿标本的婴幼儿。

3.需要医务人员参与或指导收集的尿标本

需要医务人员参与或指导收集的尿标本主要指清洁尿标本的收集。分为中段清洁尿、微生物培养和法医学病例尿标本。清洁尿标本采集操作步骤分为以下几点。

(1)收集标本前患者应先用肥皂洗手或消毒湿巾擦手。

(2)指导未行包皮环切术的男性患者退上包皮露出尿道口(女性患者则无此步骤)。

(3)用消毒湿巾或类似消毒物清洁尿道口及周围皮肤。

(4)患者将开始部分的尿液排出,收集中段尿于适当且无污染的容器中。

(5)如患者自己不能采用所推荐的收集方法时,医务人员应给予帮助,操作时应戴无菌手套。

4.尿液标本采集时需注意的问题

(1)收集标本的容器:①应保证清洁、无渗漏、无颗粒,其制备材料与尿液成分不发生反应。容器和盖子无干扰物质附着,如清洁剂等;②容积≥50 mL,收集2小时尿标本容器的容积应为3 L左右;③开口为圆形,直径≥4 cm;④具有较宽的底部,适于稳定放置;⑤具有安全、易于开启且密封性良好的盖子;⑥推荐使用一次性容器;⑦收集微生物检查标本的容器应干燥、无菌。

(2)尿液分析申请单:实验室应建立尿液分析的申请程序。申请单提供的信息应包含内容:①患者姓名;②年龄或出生日期;③性别;④患者所在区域(住院或门诊、急诊等);⑤唯一性标识(患者识别号和标本识别号);⑥标本类型(如晨尿、中段尿或其他类型的尿标本);⑦申请检测的项目;⑧诊断或主要症状;⑨与尿液分析项目有关的服用药物(如维生素 C);⑩申请医师签字;⑪收集尿液的日期和时间;⑫标本质量;⑬检验结果。

(3)标本标签:标签由放入冰箱后仍能粘牢的材料制成;标签应贴在容器上,不可贴在盖子上。提供的信息应至少包含的内容:①患者姓名;②唯一性标识;③收集尿液的日期和时间;④如加入防腐剂应注明名称,如果防腐剂溢出可对人体造成伤害,应在标签上加上警示内容,并口头告知患者。

(4)尿液标本留取的书面指导:患者留取标本前,医务人员应对患者进行指导,给患者介绍留取标本的正确方法及有关注意事项,如语言无法交流,应给予书面指导。①患者留取标本前要洗手,以及实施其他必要的清洁措施;②交给患者的尿液收集容器应贴有标签,并要求核对姓名;③告知患者留取所需实验的最小标本量;④指导患者留取标本时避免污染;⑤指导患者留取标本后,将容器盖好,防止尿液外溢,并记录标本留取时间。

(二)尿液标本的防腐与保存

通常,尿标本采集后应在 2 小时内完成检验,避免使用防腐剂。除非在标本收集后 2 小时内无法进行尿液分析。根据检测项目特点,尿标本可采用相应的防腐剂防腐,而无须置冰箱保存。如尿标本需分析的成分不稳定或要进行细菌培养,标本中可加入特定的化学防腐剂。如使用商品化的含防腐剂的器具,实验室应预先对该器具的适用性进行评估。选择防腐剂要恰当,有多种防腐剂适用于该分析时,应选择危害性最小的防腐剂。常用尿液防腐剂及用途见表 6-1。

表 6-1　常用尿液防腐剂及用途

类型	说明	用途
甲醛	每 0.1 L 尿加入 400 g/L 甲醛 0.5 mL	用于管型、细胞检查;甲醛具有还原性,不适于尿糖等化学成分检查
硼酸	每升尿加入约 10 g 硼酸	在 24 小时内可抑制细菌生长,可有尿酸盐沉淀,用于蛋白质、尿酸、5-羟吲哚乙酸、羟脯氨酸、皮质醇、雌激素、类固醇等检查;不适于 pH 检查
甲苯	每 0.1 L 尿加入 0.5 mL 甲苯	用于尿糖、尿蛋白检查
盐酸	每升尿加入 10 mL 浓盐酸	用于钙、磷酸盐、草酸盐、尿 17 酮类固醇、17-羟类固醇、肾上腺素、儿茶酚胺等检查;因可破坏有形成分,沉淀溶质及杀菌,故不能用于常规筛查

续表

类型	说明	用途
碳酸钠	24 小时尿中加入约 4 g 碳酸钠	用于卟啉、尿胆原检查;不能用于常规筛查
麝香草酚	每 0.1 L 尿加入 0.1 g 麝香草酚	用于有形成分检查

(三)尿液标本的运送和接收

1.尿液标本的运送

(1)运送尿标本时,容器需有严密的盖子以防尿液渗漏。

(2)标本收集后应减少运送环节并缩短保存时间,病房标本的传送应由经过培训的专人负责且有制度约束。如使用轨道传送或气压管道运送时,应尽量避免标本因震荡产生过多泡沫,以防引起细胞破坏。

(3)用于微生物学检查的标本如不能立即送达实验室,应将部分尿标本移至含防腐剂的抑菌管内再运送,如何操作应咨询实验室。

2.尿液标本的接收

(1)应建立尿标本的接收程序。

(2)申请单与容器标签上的信息应一致。

(3)从收集标本到实验室收到标本的时间符合实验室要求。

(4)如运送延迟,并要求微生物检查,标本应保存于冰箱或加入适当防腐剂。是否添加防腐剂应符合标本检测的要求。

(5)容器及其他条件(如大小、盖子密封等)符合要求。

(6)肉眼观察标本量是否适当,有无粪便或其他物质污染。进行显微镜尿液检查的实验室应制订鉴别不合格尿标本的标准,以确认标本是否存在影响显微镜检验的污染物(如大量成熟鳞状上皮细胞、线索细胞和植物纤维等)。

(7)如标本不合格,实验室应立即与临床联系,以进一步采取措施,在与临床医护人员达成一致意见前,不能丢弃不合格标本。

(8)如婴幼儿、休克、昏迷等特殊情况只能留取少量尿液,或女性患者月经期留取标本,标本受月经血污染时,经临床医师同意后,临床实验室方可接受尿标本并检验,但应在检验报告中注明。

二、检验后尿液标本的处理

(1)尿标本应按生物危害物处理,遵照各级医院规定的医疗废弃物处理方法进行处理。

(2)一次性使用尿杯使用后置入医疗废弃物袋中,统一处理。

（3）尿容器及试管等器材使用后可先浸入消毒液（如 0.5％过氧乙酸、5％甲酚皂液等）浸泡消毒 12 小时后再处理。

第二节 尿液常规检验

一、尿量

使用量筒或其他带刻度的容器直接测定尿量。个体尿量随气候、出汗量、饮水量等不同而异。一般健康成人为 $1.0 \sim 1.5$ L/24 h；小儿如按体重（kg）计算尿量，则较成人多 $3 \sim 4$ 倍。

（一）尿量增多

1.生理性

饮水过多，饮浓茶、咖啡、乙醇类或精神紧张等。

2.病理性

病理性尿量增多常见于糖尿病、尿崩症、慢性肾炎和神经性多尿等。

（二）尿量减少

1.生理性

饮水少和出汗多等。

2.病理性

病理性尿量减少常见于休克、脱水、严重烧伤、急性肾炎、慢性肾炎、心功能不全、肝硬化腹水、流行性出血热少尿期、尿毒症和急慢性肾衰竭等。

二、尿液颜色

根据观察到的尿颜色进行报告。

（一）正常尿颜色

因尿含尿色素可呈淡黄色。尿被浓缩时，颜色可呈深黄色，并受某些食物及药物的影响。

（二）病理性尿颜色

凡观察到尿液呈无色、深黄色、浓茶色、红色、紫红色、棕黑色、绿蓝色、乳白色等,均应报告。浓茶样深红色尿可见于胆红素尿;红色尿见于血尿、血红蛋白尿;紫红色尿见于卟啉尿;棕黑色尿见于高铁血红蛋白尿、黑色素尿;绿蓝色尿见于胆绿素尿和尿蓝母;乳白色尿可能为乳糜尿、脓尿。

三、尿液透明度

根据尿的外观理学性状,将尿液透明度分为清晰透明、微浑、浑浊、明显浑浊4个等级。

浑浊尿的鉴别步骤:①加热,浑浊消失,为尿酸盐结晶;②加入醋酸数滴,浑浊消失且产生气泡,为碳酸盐结晶;浑浊消失但无气泡,为磷酸盐结晶;③加入2%盐酸数滴,浑浊消失,为草酸盐结晶;④加入10%氢氧化钠数滴,浑浊消失,为尿酸结晶;呈现胶状,为脓尿;⑤在1份尿液中,加入乙醚1份和乙醇2份,振荡,浑浊消失,为脂肪尿;⑥尿液经上述处理方法后仍呈浑浊,多为菌尿。

四、尿液比密和渗透量

尿液比密和渗透量是两个最常用的测定尿液浓度的方法。临床上,尿渗透量是最准确的评估尿液浓度的指标,是肾病时肾脏浓缩功能评价的经典指标,但很少有实验室在临床实践中应用,因为尿比密操作比较方便。尿比密是指相同温度下,相同体积的尿液与水的质量比,常用数值表示,人体尿比密参考区间为1.003～1.035。组成尿比密的主要物质是尿素(20%)、氯化钠(25%)、硫酸盐和磷酸盐。部分临床实验室采用渗透量测定代替比密。临床实验室常规尿液比密测定可采用折射仪方法、谐波振动法、干化学试带法,这3种方法通过测量尿液某指标,间接推算出尿液比密。

(一)折射仪法

折射仪法是常用方法。利用溶液中溶解固体数量同折射率成正比的原理。折射仪应校准。折射仪在15～38 ℃温度范围内具有补偿功能,且标本用量少。结果升高也可因X线造影剂、血浆扩容剂、大量蛋白质和葡萄糖所致。若尿液中有蛋白质和葡萄糖,应校正测定结果,如10 g/L蛋白质使尿液密度增加0.003,10 g/L葡萄糖使尿液密度增加0.004,而尿液污染X线造影剂和血浆扩容剂时,可使用渗透量和干化学试带法测定,因不受高分子量物质的影响。

(二)谐波振动法

谐波振动法是利用声波在溶液中传导速度同溶液的密度成正比的原理,通过测定谐波漂移来计算相对密度。谐波振动法优点是自动化,同折射仪法相关性好,不受尿液浑浊度的影响。尿中可溶性物质与重量密切相关。

(三)干化学试带法

干化学试带法常用于估计比密。利用尿中电解质释放出阳离子,阳离子与试带中的离子交换体中的氢离子交换,使之释放出氢离子,氢离子再与其中的酸碱指示剂反应,根据指示剂显示的颜色可推知尿中的电解质浓度,以电解质浓度来代表密度的原理。通常,试带递增量是 0.005。碱性尿明显影响目测法的结果。读数仪能自动调整 pH 对结果的影响。优点是自动化,且与重量相关很好,无须纠正葡萄糖、蛋白质和浑浊标本的影响。应按制造商的要求操作。只适用于健康体检和初诊筛查,应用尿比密判断肾功能时,应使用折射仪测定法。

(四)尿比重计法

最古老的尿比密测定方法是尿比重计法,该设备是液体比重计的一种,是利用液体置换来估计比密。该设备有很多缺点,包括:①标本需要量较大(10~15 mL);②玻璃的构造有锐器伤风险;③尿比重计测定时需使其漂浮于足够宽容器的液面上,不能贴壁;④温度影响尿比重计的读数,必须纠正结果;⑤读取尿液的凹液面比较困难;⑥尿比重计不准确,购置后需校准。上述所有的方法都受分子数量、大小,以及离子电荷的影响。大分子相对于钠离子、氯离子等小分子来说,对比密的影响更大。电导率是现代仪器能测出的一个新参数,该指标与尿中盐浓度相关。电导率与渗透量的相关性比肌酐更好,但其实际临床价值尚待进一步研究。

第三节 尿液理学检验

一、尿量

尿量一般指 24 小时内排出体外的尿总量,有时也指每小时排出的尿量。尿量的多少主要取决于肾脏生成尿的能力和肾脏的浓缩与稀释功能。内分泌功能、精神因素、活动量、饮水量、环境温度、药物应用等多种因素可影响尿量。

(一)质量控制

尿量采集必须完全而准确,使用标准量筒尿量测定,精确至 1 mL。

(二)参考值

成年人:1 000~2 000 mL/24 h。儿童:按儿童每公斤体重计排尿量,为成年人 3~4 倍。

(三)临床意义

1.多尿

多尿是指 24 小时内成人尿总量>2 500 mL,儿童>3 L。

(1)生理性多尿:可见于以下几点原因。①饮水过多或食用含水分高的食物;②服用有利尿作用的食品,如咖啡等;③使用某些药物,如咖啡因、噻嗪类、脱水剂等;④静脉输注液体过多,如输用生理盐水、糖盐水或其他液体等;⑤精神紧张、癔症等,可引起暂时性、精神性多尿。

(2)病理性多尿:可见于以下几点原因。①内分泌疾病:如尿崩症,指抗利尿激素严重分泌不足或缺乏(中枢性尿崩症),或肾脏对抗利尿激素不敏感或灵敏度降低(肾源性尿崩症),患者 24 小时尿量可达 5~15 L,尿比密常为 1.0 以下,尿渗透压在 50~200 mmol/L。多尿还见于甲状腺功能亢进、原发性醛固酮增多症等;②代谢性疾病:如糖尿病引起的多尿,主要机制是渗透性利尿所致,患者尿比密、尿渗透压均升高;③肾脏性疾病:如慢性肾炎、慢性肾盂肾炎、慢性肾衰竭早期、肾小管酸中毒Ⅰ型、急性肾衰竭多尿期、失钾性肾病等。肾小管破坏致肾浓缩功能逐渐减退均可引起多尿。肾性多尿常具有昼夜尿量的比例失常、夜尿量增多的特点,即昼夜间尿量比<2∶1。

2.少尿

少尿是指 24 小时内尿总量<400 mL,或每小时尿总量持续<17 mL(儿童<0.8 mL/kg)为少尿。生理性少尿多见于机体缺水或出汗过多,少尿可能在机体出现脱水的临床症状和体征之前。病理性少尿见于急性肾衰竭、慢性肾病等。

(1)肾前性少尿:由于各种原因造成肾血流量不足,肾小球滤过率降低所致。如①肾缺血:各种原因引起的休克、过敏、失血过多、心力衰竭、肾动脉栓塞、肿瘤压迫等;②血液浓缩:严重腹泻、呕吐、大面积烧伤、高热等;③血容量降低:重症肝病、低蛋白血症引起全身水肿;④应激状态:严重创伤、感染(如败血症)等。

(2)肾后性少尿:多是由于各种原因所致的尿路梗阻引起。如:①肾或输尿管结石、损伤、肿瘤、凝块或药物结晶(如磺胺类药)、尿路先天性畸形等;②膀胱功能障碍、前列腺肥大症、前列腺癌等。

(3)肾性少尿:因肾实质的病变导致肾小球和肾小管功能损害所致。在排除肾前和肾后性少尿后,可考虑肾性少尿,如:①急性肾小球肾炎、急性肾盂肾炎、慢性肾炎急性发作、急性间质性肾炎及急性肾小管坏死等。此种尿具有高渗量的特性。②慢性疾病所致肾衰竭时,也可出现少尿,但特征为低尿比密、低尿渗量性少尿,如高血压性和糖尿病肾血管硬化、慢性肾小球肾炎、多囊肾等。③血红蛋白尿、肌红蛋白尿等。④肾移植急性排斥反应时:尿量可突然降低。

3.无尿

无尿指尿量<100 mL/24 h,或<17 mL/h。肾受汞等毒性物质损害,常可引起急性肾小管坏死,而突然引起少尿及尿闭。

二、尿颜色和透明度

(一)检测原理

通过肉眼观察判断尿外观。透明度,可分为清晰透明、轻度浑浊(雾状)、浑浊(云雾状)、明显浑浊 4 个等级。

(二)方法学评价

尿颜色和透明度判断受主观因素影响。尿透明度还易受某些盐类结晶的影响。临床应用仅作参考。

(三)质量控制

(1)使用新鲜尿:尿放置时间过长,盐类结晶析出、尿胆原转变为尿胆素、细菌增殖和腐败、尿素分解,均可使尿颜色加深、浑浊度升高。

(2)防止污染。

(3)标准统一:统一尿液分析仪、干化学试带或检验人员判断尿液颜色和透明度的标准。

(四)参考值

新鲜尿为淡黄色、清晰透明。

(五)临床意义

1.生理性变化

(1)代谢产物:生理性影响尿颜色主要是尿色素、尿胆素、尿胆原等。

(2)饮水及尿量:大量饮水、尿量多则尿色淡;尿色深见于尿量少、饮水少或运动、出汗、水分丢失。

(3)药物的影响:如服用核黄素、呋喃唑酮、小檗碱、牛黄、米帕林使尿呈黄色或深黄色;番泻叶、山道年等使尿呈橙色或橙黄色;酚红、番泻叶、芦荟、氨基匹林、磺胺药等使尿呈红色或红褐色。

(4)盐类结晶及酸碱度:生理性尿浑浊的主要原因是含有较多的盐类。如①尿酸盐结晶:在浓缩的酸性尿遇冷时,可有淡红色结晶析出;②磷酸盐或碳酸盐结晶:尿呈碱性或中性时,可析出灰白色结晶。

2.病理性变化

(1)无色:尿无色且伴尿比密升高,可见于糖尿病;如比密度低,可见于尿崩症。

(2)血尿:肉眼血尿表现为当每升尿含血量达到或者超过 1 mL 时,尿呈淡红色、洗肉水样,雾状或云雾状,浑浊外观。含血量较多时,尿呈鲜红色、稀血样或混有血凝块。镜下血尿表现为尿经离心沉淀镜检时发现红细胞数>3 个/高倍视野。常见原因包括以下几点。①泌尿生殖系统疾病:是引起血尿最常见的原因(约占 98%),如肾或尿路结石、结核、肿瘤,各型肾小球肾炎、肾盂肾炎、多囊肾,肾下垂、肾血管畸形或病变,以及生殖系统炎症、肿瘤、出血(如前列腺炎、肿瘤、输卵管炎、宫颈癌等)。尿三杯试验,如血尿以第一杯为主,多为尿道出血;以第三杯为主,多为膀胱出血;如三杯均有血尿,多见于肾脏或输尿管出血。②全身性疾病。血液病:如白血病、再生障碍性贫血、血小板降低性紫癜、血友病等。感染性疾病:如感染性心内膜炎、败血症、肾病综合征出血热、高热、重症感冒。结缔组织疾病:如系统性红斑狼疮、血管炎等。心血管疾病:如高血压肾病、肾动脉硬化病、心力衰竭、心血管神经症等。内分泌代谢疾病:如痛风、糖尿病等。③泌尿系统邻近器官疾病:如急性阑尾炎、急性或慢性盆腔炎、宫外孕、结肠或直肠憩室炎症、恶性肿瘤,但血尿程度多较轻。④药物毒副作用:如磺胺类、水杨酸类、抗凝血类、某些抗生素类、环磷酰胺等。

(3)血红蛋白尿:尿游离血红蛋白超过参考值(<0.3 mg/L)时,引起尿隐血试验阳性者称为血红蛋白尿。正常人,血浆中血红蛋白含量很低(<50 mg/L),且通过与肝脏结合珠蛋白结合后,形成大分子化合物结合血红蛋白,后者不能从肾小球滤过。当血管内发生大量溶血时,由于红细胞大量破坏,大量血红蛋白释入血浆中形成血红蛋白血症,溶血产生的血红蛋白超过了肝脏结合珠蛋白所能结合的能力,可经肾小球滤过,若其含量超过了肾小管重吸收能力时,便形成血红蛋白尿。

血红蛋白尿多见于:血型不合的输血反应、阵发性睡眠性血红蛋白尿、蚕豆病、溶血性疾病等。

(4)肌红蛋白尿:正常人尿中含量甚微,故不能从尿中检出。当机体心肌或骨骼肌组织发生严重损伤时,尿肌红蛋白检查呈阳性,称为肌红蛋白尿。

病因包括以下几点。①创伤:如挤压综合征、电击伤、烧伤、手术创伤造成肌肉严重损伤者;②肌肉疾病:如原发性皮肌炎、多发性肌炎等;③心肌梗死:引起心肌组织广泛坏死,尿肌红蛋白测定可能对心肌梗死的早期诊断有一定参考价值;④代谢性疾病:如恶性高热、肌糖原积累病;⑤缺血性肌损伤:如剧烈运动后或长途行军后、惊厥性疾病发作等。

与血红蛋白尿区别:由于肌肉损伤也常伴有红细胞破坏,故肌红蛋白尿同时也伴有血红蛋白尿。所以,应注意肌红蛋白与血红蛋白的区别,①颜色:肌红蛋白尿呈粉红色、暗褐色;②溶解性:肌红蛋白能溶于80%饱和度的硫酸铵溶液中,而血红蛋白则不溶。

(5)胆红素尿:胆红素尿外观呈深黄色,振荡后产生的泡沫也呈黄色。此点可与正常尿或药物性深黄色尿鉴别,后者尿振荡后泡沫呈乳白色。胆红素尿不宜在空气中久置。胆红素尿,可见于阻塞性黄疸或肝细胞性黄疸。

(6)乳糜尿:乳糜液或淋巴液进入尿中,尿呈乳白色浑浊称为乳糜尿。乳糜尿产生的机制包括以下几点。①泌尿系统淋巴管破裂:多因淋巴循环受阻,从肠道吸收的乳糜液,逆流进入泌尿系统淋巴管,致使淋巴管内压不断升高而破裂,淋巴液进入尿中所致;②深部淋巴管阻塞:乳糜液不能流入乳糜池,而逆流到泌尿系统淋巴管所致。

(7)脓尿与菌尿。①脓尿:常含有脓丝状悬浮物,放置后可有云絮状沉淀;②菌尿:尿内含大量的细菌;多呈云雾状,静置后也不下沉。常见病因包括脓尿、菌尿均见于肾盂肾炎、膀胱炎、前列腺炎、精囊炎、尿道炎等。

鉴别试验包括以下两点。①镜检:脓尿时可见大量白细胞及成堆的脓细胞;菌尿则是以细菌为主;②蛋白定性:脓尿、菌尿均为阳性,且不管加热或加酸,其浑浊度均不消失。

(8)结晶尿:常见类型包括以下两点。①磷酸盐和碳酸盐:使尿呈淡灰色、白色混浊;②尿酸盐:析出后尿呈淡粉红色混浊或沉淀。

鉴别试验包括以下几点。①加热法:浑浊消失多为结晶尿。产生沉淀可能是脓尿、菌尿;②加酸或加碱:磷酸盐和碳酸盐尿,加入5%~10%乙酸数滴,浑浊可消失;如同时有气泡产生则多为碳酸盐结晶;③镜检:可见大量盐类结晶;脓尿、菌尿,镜下可见大量脓细胞、白细胞、细菌;④蛋白定性:为阴性,后者脓尿、菌尿多为阳性。

与乳糜尿鉴别:可用乳糜试验加以鉴别,前者为阴性,后者为阳性。

三、尿比密

比密又称比重。尿在 4 ℃时与同体积纯水重量之比,称为尿比密。尿中可溶性的固体物质主要是尿素(25%)、肌酐和氯化钠(25%)。

(一)检测方法

(1)化学试带法:又称干化学法,有目视比色法和仪器比色法。

(2)尿比密计法。

(3)其他方法:①折射计法;②超声波法;③称量法。

(二)方法学评价

1.化学试带法

测定简便,不受高浓度的葡萄糖、蛋白质或放射造影剂的影响,但精度差,只用做过筛试验。

2.尿比密计法

现已很少使用。

3.折射计法

折射计法具有易于标准化、标本用量少(1 滴尿)等优点。折射计法被美国临床检验标准委员会和中国临床检验标准委员会建议作为参考方法。

(三)质量控制

1.化学试带法

(1)使用与仪器匹配、合格、有效期内的试带。

(2)每天用标准色条进行校准。

(3)如尿 pH>7.0,测定值应升高 0.005。

(4)化学试带法对过高或过低的尿比密不敏感,应以折射计法为参考。

(5)评价肾脏的浓缩、稀释功能时,应进行连续多次测定才有可靠价值。

2.尿比密计法

尿比密计要通过校正后使用、测定时尿量要足,液面应消除泡沫、要尿温度、尿蛋白尿、糖尿的校正。

3.其他方法

折射计法:测尿前要按操作时室温进行温度补偿调校。

(四)参考值

晨尿或通常饮食条件下:1.015~1.025。随机尿:成人为 1.003~1.035(至少有 1 次在 1.023 或以上,1 次在 1.003 或以下);新生儿为 1.002～1.004。

(五)临床意义

尿比密测定是临床上估计肾脏浓缩稀释功能常用的指标。

1.高比密尿

高比密尿见于:①急性肾小球肾炎、急性肾衰竭少尿期;②肾前性少尿疾病,如肝病、心功能不全、周围循环衰竭、高热、脱水,以及糖尿病、蛋白尿、使用放射造影剂等。

2.低比密尿

尿比密常<1.015 时,称低比密尿或低张尿。如尿比密固定在 1.010±0.003 (与肾小球滤过液比密接近),称为等渗尿或等张尿,提示肾脏稀释浓缩功能严重损害。主要见于以下两点。

(1)急性肾小管坏死、急性肾衰竭多尿期、慢性肾衰竭、肾小管间质疾病等。

(2)尿崩症:常低比密尿(比重<1.003),尿比密测定有助于多尿时糖尿病与尿崩症的鉴别。

四、尿渗量

尿渗量是反映溶解在尿中具有渗透作用的溶质颗粒(分子或离子等)数量的一种指标,是表示肾脏排泄到尿中所有溶质颗粒的总数量。尿渗量主要与尿中溶质颗粒数量、电荷有关,而与颗粒大小关系不大。尿渗量能较好地反映肾脏对溶质和水的相对排出速度,更确切地反映肾脏浓缩和稀释功能,因此是评价肾脏浓缩功能较好的指标。

(一)方法学评价

尿渗量和尿比密测定比较:两者渗透率都能反映尿中溶质的含量。虽然,尿比密测定比尿渗量测定操作简便,成本低,但尿比密测定易受溶质性质的影响;而尿渗量主要与溶质的颗粒数量有关,在评价肾脏浓缩和稀释功能上,更优于尿比密。

(二)参考值

尿渗量:600～1 000 微/升(相当于比重 1.015～1.025)。尿渗量/血浆渗量之比为(3.0～4.7):1。

(三)临床意义

1.尿渗量降低

尿渗量降低见于肾小球肾炎伴有肾小管和肾间质病变。

2.尿渗量显著降低

尿渗量显著降低见于慢性肾盂肾炎、多囊肾等。慢性间质性肾病患者,尿渗量/血浆渗量比可明显降低。

五、尿气味

正常尿的气味是由尿中挥发酸及酯类共同产生的。

(一)正常尿

新鲜尿具有微弱芳香气味,如尿标本置放时间过久或冷藏时间过长,尿素分解,可出现氨臭味。食用葱、蒜、咖喱、韭菜,饮酒过多或服某些药物可有特殊异味。

(二)病理性尿

新鲜排出的尿即有氨臭味,见于慢性膀胱炎、慢性尿潴留等。烂苹果味见于糖尿病酮症酸中毒。腐臭味见于泌尿系统感染或晚期膀胱癌患者。大蒜臭味见于有机磷中毒者。老鼠尿样臭味见于苯丙酮尿症。

第四节　尿液显微镜检验

一、红细胞

玻片法平均 0～3 个/高倍视野,定量 0～5 个/微升尿。

在碱性尿中红细胞边缘不规则:高渗尿中因脱水皱缩,呈表面带刺、颜色较深的桑葚状;低渗尿中因吸水胀大,并可有血红蛋白逸出,呈大小不等的空环状,称红细胞淡影;经肾小球滤出的红细胞变化较大,呈多形性,特别是有胞膜向外或内,大小不一突起的刺形红细胞;其他来源者则形态较均一。

二、白细胞和脓细胞

玻片法平均 0～5 个/高倍视野,定量 0～10 个/微升尿。作为泌尿系统感染的依据。

三、上皮细胞

(一)肾小管上皮细胞

尿中无此细胞,一经出现表示肾小管病变。成团出现多见于肾小管坏死病变,如急性肾小管坏死性肾炎、肾病综合征、肾小管间质性炎症等;慢性肾小球肾炎时肾小管皮细胞可发生脂肪变性,胞质中有多个脂肪颗粒,称脂肪颗粒细胞。若肾小管上皮细胞中出现含铁血黄素颗粒,提示慢性充血性病变如慢性心力衰竭、肾梗死。肾移植后持续存在提示排斥反应。

(二)移行上皮细胞

尿中无或偶见。若较多出现甚至成片脱落,表明肾盂致尿道炎性或坏死病变。中层移行上皮细胞增多提示肾盂肾炎。

(三)复层扁平上皮细胞

复层扁平上皮细胞又称鳞状上皮细胞。尿中大量出现或片状脱落且伴白细胞、脓细胞,见于尿道炎。

四、管型尿

管型尿形成的条件:①尿中有清蛋白,远端小管上皮细胞分泌的 T-H 蛋白等蛋白质,为形成管型的基质;②肾小管仍有浓缩和酸化功能,前者使蛋白成分浓缩,后者促进蛋白变性凝聚;③仍存在交替开放的肾单位,处于休息状态的肾单位有足够的时间形成管型。

(一)透明管型

透明管型主要由 T-H 蛋白、清蛋白、氯化钠构成。正常尿中平均为 $0\sim1$ 个/低倍视野,剧烈运动后,高烧、心力衰竭者见少量。如有大量,特别是复合透明管型,则见于肾小球肾炎、肾病综合征、肾盂肾炎、恶性高血压、使用氨基甙类抗生素等药物中毒。出现复合性透明红细胞管型、透明白细胞管型,分别是肾出血和肾炎的标志;复合性透明脂肪管型则是肾病综合征的重要标志物。

(二)颗粒管型

运动后,发热,脱水时偶见。大量出现表明肾小球炎症病变。粗颗粒管型提示慢性肾小球肾炎、肾病综合征、药物中毒致肾小管损害。

(三)细胞管型

1.肾小管上皮细胞管型

在各种原因所致的肾小管损伤时出现,如急性肾小管坏死、肾淀粉样变性、肾移植排斥反应,妊娠中毒症,药物及重金属盐中毒等。

2.红细胞管型

其出现表明肾单位出血,常与肾小球性血尿同时存在。见于肾小球肾炎、狼疮性肾炎、血型不合输血,肾移植后排斥、肾梗死、肾静脉血栓形成等。

3.白细胞管型

白细胞管型多见于肾盂肾炎、间质性肾炎等肾实质感染性疾病,并作为上尿路感染的标志物。也见于肾非感染性炎症,如肾小球肾炎、肾病综合征等,但多与上皮细胞管型和红细胞管型同时出现。

4.混合管型

混合管型常在肾小球肾炎、狼疮性肾炎、肾梗死、肾缺血坏死及肾病综合征时出现。常提示急性移植肾排斥反应。

(四)蜡样管型

蜡样管型由颗粒管型、细胞管型在肾小管内长期停留变性或直接由淀粉样变性的上皮细胞溶解后形成,提示有严重的肾小管变性。见于肾小球肾炎晚期、肾衰竭、肾淀粉样变性,偶见于移植后排斥反应。

(五)脂肪管型

脂肪管型见于肾病综合征、慢性肾小球肾炎急性发作及其他肾小管损伤。

(六)宽管型

在急性肾衰竭少尿期或多尿期出现,故又称肾功能不全管型。也见于血型不合输血、挤压伤、大面积烧伤等致急性肾衰竭时。

(七)细菌管型

细菌管型见于感染性肾疾病。

(八)其他类似管型的沉渣

1.类管型

类管型见于急性肾小管肾炎及肾血液循环障碍患者。

2.黏液丝

黏液丝见于尿道炎患者。

五、尿结晶体

(一)易在碱性尿中出现的晶体

1.磷酸盐晶体

偶见无意义,持续大量出现见于甲状腺功能亢进、肾小管酸中毒、骨脱钙,应注意磷酸盐结石的可能。

2.碳酸盐和尿酸盐晶体

无临床意义。

(二)易在酸性尿中出现的晶体

易在酸性尿中出现的晶体包括以下几点。①尿酸晶体:若在新鲜尿中持续存在,应注意尿酸结石。②草酸钙晶体:持续出现在新鲜尿中,应注意结石之可能,因草酸钙结石见于90%的肾结石中。③胆红素晶体:见于阻塞性和肝细胞性黄疸者。④酪氨酸和亮氨酸晶体:正常尿中无此两种晶体。如出现,见于急性重型肝炎、白血病、急性磷中毒等。⑤胱氨酸晶体:仅见于遗传性胱氨酸尿症。⑥胆固醇晶体:正常人尿中可存在,见于肾淀粉样变性,尿路感染及乳糜尿者。⑦磺胺及其他药物晶体。

第五节　尿液常见代谢产物检验

尿液是血液经过肾小球滤过、肾小管和集合管的重吸收与排泌而产生的终末代谢产物,其组成和性状可以反映机体的代谢情况与相关器官的功能状况,特别是与泌尿系统直接相关。尿液中水分占95%～97%,溶质占3%～5%。溶质可分为有机物和无机物两大类;有机物中以非蛋白氮为主,如尿素、肌酐、尿酸、马尿酸等;无机物中以电解质为主,如钠离子、氯离子、硫酸根离子、磷酸氢根离子、钾离子和氨离子等。

正常人每昼夜尿量为1 000～2 000 mL,平均1 500 mL。正常情况下,机体水的摄入量与排出量总是保持平衡的。尿量的多少与水分的摄入量和经其他途径排出的液体量有关。24 小时尿量长期超过2 500 mL,称为多尿;持续低于400 mL/24 h或每小时尿量少于17 mL,称为少量,持续低于100 mL/24 h称为无尿。多尿可分为暂时性多尿、病理性多尿和夜尿增多;少尿可分为肾前性、肾实质病变和肾后性少尿。多尿会丢失大量水分,引起脱水;少尿或无尿会因代谢产物在体内堆积,影响内环境的相对稳定,无尿后果更严重。正常新鲜尿液呈淡黄色。尿的颜色来自尿色素,并受某些食物和药物的影响。病理情况下,尿的颜色也会发生相应的改变,如血尿、血红蛋白尿、肌红蛋白尿、卟啉尿、胆色素尿和乳糜尿等。尿的比重与所含溶质成正比,正常情况下在1.010～1.025。尿的比重与肾的浓缩和稀释功能有关,所以尿比重的检查是反映肾功能的指标之一。尿比重受年龄、饮水量和出汗的影响。尿的渗透压与所含溶质的浓度成正比,一般在 $600\sim1\,000$ mmol/(kg·H_2O),略高于血浆渗透压。尿液渗透压也能反映肾的浓缩与稀释功能。尿的酸碱度受食物和新陈代谢产物的影响,正常尿 pH 一般为 $5\sim7$,呈弱酸性。蛋白质在体内代谢产生硫酸盐、磷酸盐较多,易使尿液偏酸。蔬菜和水果中的有机酸根在体内氧化,生成二氧化碳和水,进而转变为碳酸氢盐,易使尿液偏碱。因此尿液检查是临床工作中最常用的非侵入性化验检查之一。

一、尿乳糜定性

乳糜尿为肠道吸收营养物质形成的乳糜在各种原因引起的淋巴管病变,致使淋巴管发生机械性或动力性的梗阻,近端淋巴管内压力升高,肾盂黏膜下的淋巴管破裂产生肾盂淋巴瘘,乳糜液进入尿液中形成乳糜尿。多发生于青壮年,以 $20\sim40$ 岁的男性为多见。乳糜尿的主要成分是甘油三酯、清蛋白、卵磷脂、胆固醇、纤维蛋白等。乳糜尿伴有血尿称乳糜血尿,伴脓尿称乳糜脓尿。

(一)病因

乳糜尿的淋巴管病变大多由于丝虫病引起,我国南方 15 省市均有斑氏丝虫与马来丝虫寄生于人体淋巴系统内的报道。斑氏丝虫在人体浅、深淋巴系统内都有寄生,而马来丝虫主要寄生在肢体浅部淋巴管内。当人体患丝虫病后,淋巴管的炎症致使管壁增厚,从肢干到胸导管间的淋巴管都扩张,管内瓣膜关闭不全产生动力上的障碍。淋巴液阻滞压力升高,于最薄弱处发生破裂。常见的破裂部位在肾盂穹隆,因该处极薄弱。肾实质淋巴管因受周围组织支持,最少产生肾盂淋巴瘘。如破口在腹膜则乳糜液进入腹腔造成乳糜腹;如在胸腔则为乳糜胸。偶尔也有少许在输尿管、膀胱三角区及后尿道处发生淋巴瘘。除丝虫病外,其他寄生虫如包虫、疟原虫、钩虫、滴虫等也会导致淋巴管病变产生乳糜尿。非寄生虫因素有肿瘤压迫、结核、胸腹部创伤、手术及原发性淋巴管系统疾病造成,偶也见于妊娠、肾盂肾炎等。

(二)临床表现

1.尿的变化

(1)乳白色尿:50%的患者尿呈乳白色,类似牛奶或豆浆。

(2)粉红色尿:为乳糜血尿,25%的患者尿呈粉红色。

(3)深红色尿:少数患者以血尿为主,甚至个别完全血尿,这种血尿的特点为尿液表面有脂肪滴。

(4)淋巴尿:极少见。

2.排尿症状

(1)排尿困难:有的患者尿中如乳糜胨或乳糜块阻塞尿路而引起排尿困难,甚至引起急性尿潴留。

(2)乳糜尿发作的程度:大多数患者间隙发作,持续发作较少,发作间隔数天或数个月。在劳累或进脂肪后诱发。

(3)多数患者有尿路感染:故有轻度的膀胱刺激症状。

3.腰部酸胀

腰部酸胀为乳糜尿最常见的症状,如果有乳糜块堵塞输尿管,则引起绞痛,轻者只有腰部不适。

4.体重减轻或贫血

由于长期排出乳糜尿,大量脂肪、蛋白质、血的丢失,造成患者消瘦、营养不良和贫血,甚至丧失劳动力。

(三)检测方法

常用检测方法为乙醚抽提法。

1.原理

乳糜由脂肪微粒组成,脂肪可溶于乙醚,较大脂粒可通过脂溶性染料苏丹Ⅲ着色在显微镜下识别。因脂肪被萃取而使尿液由乳浊变澄清,即为乳糜实验阳性。

2.操作步骤

用清洁的容器,留取一次性尿液约 50 mL。吸取 10 mL 尿液放于试管中,2 000 转/分离心 5 分钟。取上清尿液 5～10 mL,加乙醚 2～3 mL,混合振摇后,使脂肪溶于乙醚。静置数分钟后,2 000 转/分离心 5 分钟。吸取乙醚与尿液的界面层涂片,苏丹Ⅲ醋酸乙醇染色液或猩红染色液 1 滴。镜检观察是否有红色脂肪小滴。

3.结果判断

浑浊尿液因加乙醚而澄清,则为脂肪或乳糜尿;镜检下可见红色脂肪滴。

(四)临床意义

(1)正常人为阴性。

(2)因丝虫或其他原因阻塞淋巴管,使尿路淋巴管破裂而形成乳糜尿。丝虫病患者的乳糜尿沉渣中常见红细胞,并可找到微丝虫。

二、尿含铁血黄素定性

含铁血黄素是一种血红蛋白源性色素,组织内出血时,从血管中逸出的红细胞被巨噬细胞摄入并由其溶酶体降解,使来自红细胞血红蛋白的三价铁离子与蛋白质结合成电镜下可见的铁蛋白微粒,若干铁蛋白微粒聚集成光镜下可见的棕黄色较粗大的折光颗粒,称为含铁血黄素。含铁血黄素是一种不稳定的铁蛋白聚合体,含铁质的棕色色素。血管内溶血产生过多的游离血红蛋白由肾脏排出,产生血红蛋白尿,其中一部分被肾小管上皮细胞重吸收并降解,生成含铁血黄素,若超过肾小管上皮细胞转运能力,在上皮细胞内沉积,细胞脱落随尿排出,形成含铁血黄素尿。

(一)病因

1.红细胞内因素

红细胞内存在在缺陷,有遗传性的(红细胞膜异常、红细胞酶异常、血红蛋白中珠蛋白肽链异常)和获得性的细胞膜异常(如阵发性睡眠性血红蛋白尿)。

2.红细胞外因素

红细胞外有免疫性(自身免疫性、同种免疫性、药物诱发的免疫性溶血性贫血)、机械性(心脏修补后、微血管病性溶血性贫血、行军性血红蛋白尿)、化学毒物及药物因素(如苯、铅、磺胺类药物等)、物理因素(如大面积烧伤)和生物因素(如疟疾、溶血性链球菌感染、毒蕈中毒等)、脾功能亢进等。

(二)临床表现

该临床表现与患者所患疾病密切相关,急性溶血起病者急,可有寒战、发热、腰背疼痛、尿呈酱油色或红葡萄酒色,严重者休克,心肾衰竭。慢性溶血起病者较缓,病程长,主要表现贫血症状,可有轻度黄疸和脾大。

(三)检测方法

常用检测方法为罗斯法。

1.原理

当血红蛋白通过肾滤过时,部分铁离子以含铁血黄素的形式沉积于上皮细胞,并随尿液排出。尿中含铁血黄素是不稳定的铁蛋白聚合体,其中的高铁离子与亚铁氰化钾作用,在酸性环境下产生普鲁士蓝色的亚铁氰化铁沉淀。尿沉渣肾小管细胞内外可见直径 $1 \sim 3\ \mu m$ 的蓝色颗粒。

2.操作步骤

取新鲜尿液5～10 mL,2 000 g离心5分钟,弃上清。向沉渣(即沉淀)中加入普鲁士溶液A、普鲁士溶液B,充分均匀,室温静置10分钟。离心,弃上清,取沉淀物涂片,加盖盖玻片后高倍镜下观察,必要时可用油镜。

3.结果判断

分散或成堆蓝色闪光颗粒即为阳性,如果在细胞内更可信。

(四)临床意义

(1)慢性血管内溶血,如阵发性睡眠性血红蛋白尿和其他血管内溶血(如微血管性溶血性贫血、反复输血、恶性贫血等)可引起含铁血黄素尿。

(2)血红蛋白沉着症可引起肾脏铁质沉着,尿中出现含铁血黄素。

三、尿液氨基酸及代谢产物

正常情况下,原尿中99%以上的氨基酸经肾小管上皮细胞特异性的氨基酸转运蛋白重吸收。由于血浆氨基酸的肾阈较高,因此正常人尿中的氨基酸含量较少,并维持在比较恒定的水平。即使被肾小球滤出,也很易被肾小管重吸收。尿中氨基酸分为游离和结合两型,其中游离型排出量约为1.1 g/24 h,结合型约为2 g/24 h。结合型是氨基酸在体内转化的产物如N-2酰谷氨酸与苯甲酸结合生成苯乙酰谷氨酸。正常尿中氨基酸含量与血浆中明显不同,尿中氨基酸以甘氨酸、组氨酸、赖氨酸、丝氨酸及氨基乙磺酸为主。排泄量在年龄组上有较大差异,某些氨基酸儿童的排出量高于成人,可能由于儿童肾小管发育未成熟,重吸收减少的缘故。但成人的β-氨基异丁酸、甘氨酸、门冬氨酸等又明显高于儿童。尿氨基酸除与年龄有关外,也因饮食、遗传和生理变化而有明显差别,如妊娠期尿中组氨酸、苏氨酸可明显增加。检查尿中氨基酸及其代谢产物,可作为遗传性疾病氨基酸异常的筛选试验。

(一)病因

发病原因是一种家族遗传性疾病,属常染色体隐性遗传性疾病。影响因素有年龄、性别、饮食、生理变化、遗传等。

1.生理性氨基酸尿

由生理变化所致。

2.病理性氨基酸尿

由疾病致氨基酸尿包括以下两点。

(1)肾前性氨基酸尿:①溢出性氨基酸尿,如苯丙酮酸尿症、槭树汁尿症,是由某种氨基酸代谢缺陷所致;②竞争性氨基酸尿,如高脯氨酸血症等,是由在肾小管内与同一转运系统的氨基酸竞争所致。

(2)肾性氨基酸尿:是近曲小管转运缺陷所致。①单组氨基酸转运系统缺陷:即近端肾小管对某组氨基酸的转运系统缺陷,而使该组氨基酸从尿中排出,包括赖氨酸、精氨酸、鸟氨酸、胱氨酸、脯氨酸、羟脯氨酸、甘氨酸、天门冬氨酸、谷氨酸等;②多组氨基酸转运系统缺陷:由于近曲小管有多种功能缺陷,出现多种氨基酸尿,同时还伴有糖尿、高磷酸盐尿、尿酸化功能障碍等。

(二)临床表现

1.共性

各种氨基酸尿临床表现的共同点是生长发育障碍,除体型矮小外,多有程度不等的智力发育迟缓。

2.特征性表现

因氨基酸尿种类不同而异。

(1)胱氨酸尿(碱性氨基酸尿):该病是最常见的氨基酸尿,易形成胱氨酸结石,为草酸盐结石形成提供裸核。①特异性肾性氨基酸尿:尿中有大量胱氨酸与3种二碱氨基酸,尿胱氨酸排泄量较大者可在浓缩尿沉渣中见到胱氨酸结晶,这对本病的诊断具有重要价值。3种亚型的同型合子尿中胱氨酸、赖氨酸、精氨酸及鸟氨酸都阳性,Ⅱ型及Ⅲ型患者的异型合子尿中胱氨酸及赖氨酸也阳性。②胱氨酸结石:尿路结石往往是患者获得诊断的重要线索,常引起反复肾绞痛、血尿、梗阻及继发感染等。结石与氰化硝普钠呈阳性反应,可作为筛选性诊断试验。如尿胱氨酸排泄量较少,其浓度维持于饱和度以下,则称为无结石性胱氨酸尿症。③躯体矮小,智力发育迟缓:可能与大量氨基酸(特别是赖氨酸)丢失有关。④吡咯烷及呱啶尿。⑤其他:少数患者常合并遗传性低血钙、遗传性胰腺炎、高尿酸血症及肌萎缩等。

(2)色氨酸尿(中性氨基酸尿):由于烟酸胺形成不足,致糙皮病样皮肤损害和神经症状。该病多在儿童发病或加重。大多数患者幼年出现症状,呈间歇性,成年后可自发性缓解。部分患者至成年才发病。①体型矮小:一般认为幼年发病者可有体型矮小,这是由于上述氨基酸从尿中和粪中大量丢失,引起营养障碍所致;②皮肤损害:光感性糙皮病样皮疹,在身体暴露部位,日晒后皮疹加重;③神经精神症状:严重者可有发作性小脑共济失调,偶有精神症状,能于数周内自发性缓解。过度活动与哺乳可加重皮肤与神经系统症状。本病预后良好。

(3)酪氨酸尿:可产生发作性小脑共济失调及精神症状。尿色谱法定量分析对确诊和分型有助。

(三)检测方法及临床意义

尿液氨基酸的检查可先采用简便的试纸带实验筛选查,必要时进一步采用化学法及使用各种层析技术确诊研究。与主要的遗传性疾病相关的氨基酸有胱氨酸、苯丙酮酸及酪氨酸。

1.胱氨酸尿

(1)尿中胱氨酸>100 mg/24 h时,尿沉渣可发现特异六角形胱氨酸结晶,实验室诊断可用显微镜检验结晶及结石粉末或将尿液作氰化物硝基氰酸盐定性反应。

(2)原理是基于硝普钠可与含硫氨酸的巯基起反应,故凡含硫氨酸代谢缺陷均可呈阳性。可进一步使用色谱法确认分析。

(3)参考值:定性为阴性或弱阳性。

(4)定量:正常尿中胱氨酸、半胱氨酸为83～830 μmol/24 h尿。

(5)临床意义:定性,明显阳性,见于胱氨酸尿症。

2.苯丙酮酸

(1)苯丙酮酸筛查常使用三氯化铁定性法,该法的检测下限为>50 mg/L。由于苯丙酮酸尿白天排出的苯丙酮酸量为100～300 mg/L,故此法易检出。三氯化铁可与许多物质产生颜色反应,例如对羧基苯丙酮酸、尿黑酸、咪唑、黄尿酸、胆红素等均可呈现不同程度的绿色,因而使方法的特异性较低。进一步的确证可采用层析法或色谱法。

(2)参考值:阴性。

(3)临床意义:苯丙酮酸尿见于先天性苯丙酮酸尿症。大量的苯丙酮酸在体内蓄积,对患者的神经系统造成损害并影响体内色素的代谢。此病多在小儿中发现,患者的智力发育不全,皮肤和毛发颜色较淡。

3.酪氨酸

(1)参考值:阴性。

(2)临床意义:见于急性磷、氯仿或四氯化碳中毒,急性重型肝炎或肝硬化、白血病、糖尿病性昏迷或伤寒等。

四、尿卟啉及衍生物

卟啉是构成血红蛋白、肌红蛋白、过氧化物酶、细胞色素等的重要成分,由4个吡咯环连接而成的环状化合物,是血红素生物合成的中间体。血红素的合成过程十分复杂,其基本原料是琥珀酰辅酶 A 和甘氨酸,B 族维生素也参与作用。正常人血和尿中含有少量的卟啉类化合物。卟啉病是一种先天性或获得性卟啉代谢紊乱的疾病,其产物大量由尿和粪便排出,并出现皮肤、内脏、精神和神经症状。

(一)病因及临床表现

卟啉病是一类先天性和后天性卟啉代谢紊乱导致的疾病。先天性卟啉病常见急性间歇性肝性卟啉病(常染色体显性遗传)和红细胞生成性卟啉病(常染色体隐性遗传)。一些后天疾病也可引起症状性卟啉尿,如肝硬化、溶、贫血色素病等,尿液也可呈红色。常见病因包括以下两点。

1.先天性卟啉病

(1)急性间歇性肝性卟啉病:急性间歇性卟啉病是一种常染色体显性遗传疾病,是由胆色素原脱氨酶缺乏所致,女性多于男性,常于青春期或月经期发作。发病机制:由肝内卟啉代谢紊乱致病,由于尿卟啉原缺陷,使肝内卟啉原转化成尿卟啉原-Ⅲ减少,导致血红素生成障碍。血红素生成减少后,其反馈抑制 δ-氨基-γ-酮戊酸合成酶作用减弱,使其合成增加,近而卟啉原合成增加。临床表现有周期性腹部绞痛、持续性便秘、精神失常、脊髓外周神经病变等。本病对神经元作用可分为以下几点。①自主神经症状(神经内脏症状):以腹痛、呕吐、便秘为三大症状,常被误诊为急性阑尾炎或子宫内膜异位症;②周围神经症状:主要累及运动功能,上肢重于下肢、近端重于远端;③中枢神经系统:可有昏迷、偏瘫及惊厥等。另有精神症状如情绪不稳、幻觉等。

(2)红细胞生成性卟啉病:由骨髓内卟啉代谢紊乱致病,骨髓中尿卟啉原-Ⅲ合成酶缺乏,使卟啉原主要转换成尿和粪卟啉原-Ⅰ并经尿排出。患儿出生数天或婴儿期发病,表现为皮肤严重光过敏,尿色呈红色,患者伴多毛,牙齿呈绯红或红棕色。在紫外光照射下发出红色荧光,有时伴有贫血。与急性间歇性肝性卟啉病可通过分析尿中卟啉质成分帮助区分。

2.症状性卟啉病

引起症状性卟啉尿病的疾病有肝病(如肝硬化、肝癌、活动性肝炎等)、血液病(如贫血、恶性贫血、白血病、再障、血色病等)、化学药物中毒(如铅、砷、硒、磷、磺胺、巴比妥类等)、糙皮病、高热等。

(二)检测方法

(1)卟啉尿检查可用定性法筛选(随意尿),也可收集 24 小时尿作定量检查,方法有分光光度法或荧光测定法、薄层层析法、高效液相层析法等。

(2)尿卟啉定性实验步骤:取尿液 5 mL 加入有塞试管,再加入试剂 3 mL(试剂由 1 份乙酸和 4 份乙酸乙酯混合而成),充分振荡,静置片刻,观察尿液与乙酸乙酯的分层情况。待尿液与乙酸乙酯分层后,吸取上层的抽取液,在紫外线下观察抽取液的荧光。

(3)结果判断:蓝色荧光(一),紫色荧光(十)。

(4)参考范围:阴性。

(三)临床意义

卟啉病引起卟啉代谢紊乱,导致其合成异常和卟啉及其前身物与氨基-γ-酮戊酸及卟胆原的排泄异常,在这种异常代谢过程中产生的尿卟啉、粪卟啉大量排出。其临床应用:①肝性卟啉病呈阳性;②鉴别急性间歇性卟啉病。因患者出现腹疼、胃肠道症状、精神症状等,易与急性阑尾炎、肠梗阻、神经精神疾病混淆,检查卟胆原可作为鉴别诊断参考。

五、尿黏多糖

黏多糖是由氨基己糖和己糖醛酸二糖单位重复连接形成的直链多糖,主要在结缔组织内合成。黏多糖病是一组先天性黏多糖代谢障碍性疾病,其相关的降解酶先天性缺乏,黏多糖不能被降解代谢,可致体内黏多糖贮积,故此类疾病又称黏多糖贮积病。人体内黏多糖有多种,主要有硫酸类肝素、硫酸皮肤素、硫酸角质素等。黏多糖病为单基因遗传性疾病,以体内贮积和尿中排出酸性黏多糖为特征,酸性黏多糖即氨基葡聚糖。该病可分为Ⅰ型、Ⅱ型、Ⅲ型、Ⅳ型、Ⅵ型、Ⅶ型、Ⅸ型等 7 种型,其中Ⅲ型又分为ⅢA 型、ⅢB 型、ⅢC 型、ⅢD 型 4 种亚型,Ⅳ型分为ⅣA 型和ⅣB 型两种亚型,虽然各型致病基因和临床表现有差异,但由于贮积的底物都是黏多糖而被统称为黏多糖代谢障碍。

(一)病因

黏多糖是一种长链复合糖分子,由己糖醛酸和氨基己糖或中性糖组成的二糖单位彼此相连而形成,可与蛋白质相连形成蛋白多糖,而蛋白多糖又是结缔组织基质、线粒体、核膜、质膜等的重要组成成分。黏多糖可沉积于机体的任何部分,如皮下结缔组织、关节、头颅、心脏、肝脾等引起该部位相关疾病。

除了Ⅱ型外,黏多糖代谢障碍是 X 连锁的隐性遗传病,例如父母是该病致病基因的携带者,没有任何黏多糖病的临床症状,但父母可同时将该病的有异常的基因传给孩子,所以孩子该病对应基因的 2 条等位基因都是异常的,就不能生成降解黏多糖的酶。

(二)临床表现

(1)Ⅰ型经典型的患者:粗糙面容头大,舟型头,前额突出,眉毛浓密,眼睛突出,眼睑肿胀,鼻梁低平,鼻孔上翻。嘴唇大而厚;舌大,易突出口外。牙龈增生,牙齿细小且间距宽。皮肤厚,汗毛多,头发浓密粗糙,发际线低。随着疾病的进展,角膜混浊逐渐明显严重,可致失明。关节僵硬累及大关节,如肘关节,肩关节及膝关节,使这些关节的活动度受限;手关节受累,显示出爪形手的特征。身材矮小患者脖子短,脊柱后凸,2~3岁生长几乎停止,肝脾增大腹部膨隆,腹腔压力大导致脐疝和腹股沟疝,手术修复后仍易复发。智力落后患者在1岁左右可能就表现有智力落后,最好的智力水平只有2~3岁,随后缓慢导致智力严重障碍。大部分患者的心脏累及在疾病的后期,表现为瓣膜病,可导致淤血性心力衰竭。耳鼻喉部特点常有慢性复发性鼻炎,呼吸粗,睡眠打呼噜,慢性阻塞性呼吸暂停,讲话声音粗,重型患者常有慢性听力缺失。

(2)Ⅱ型经典型的患者症状较Ⅰ型偏轻,该型是以男性发病为主,患者的角膜也不浑浊。

(3)Ⅲ型患者以智力落后为主要的临床表现。

(4)Ⅳ型患者腕关节是松弛的,胸廓向前突出,类似鸡胸。

(5)Ⅵ型患者智力是正常的,角膜混浊明显。

(6)Ⅶ型患者临床表现差异可非常大,严重的表现为胎儿水肿,轻型的患者可只有身材矮小。

(7)Ⅸ型是因缺乏磷酸化酶激酶所致的一组不同的疾病,属遗传性疾病。包括X连锁遗传性肝磷酸化酶激酶缺乏症、常染色体遗传性肝和肌磷酸化酶激酶缺乏症、特定性肌磷酸化酶激酶缺乏症和心脏磷酸化酶激酶缺乏。①X连锁遗传性肝磷酸化酶激酶缺乏症:患儿肝组织和红细胞、白细胞中酶活力缺失,但肌细胞中正常,多数患儿在1~5岁时出现生长迟缓和肝大;血中胆固醇、甘油三酯和转氨酶值轻度升高,乳酸和尿酸正常,血糖基本正常,饥饿时可见酮体升高,随年龄增长,血生化改变和肝大情况可逐渐恢复正常,成人期身高也可达正常人水平。②常染色体遗传性肝和肌磷酸化酶激酶缺乏症:患儿在早年即出现重度肝大和生长迟滞,部分小儿伴有肌张力低下,酸中毒轻微或无酸中毒。至青少年期或成人期,肝脏可仍然稍大,转氨酶轻度升高。有时可发生空腹低血糖,对肾上腺素和胰高血糖素的反应正常。据此可与小儿糖原贮积病Ⅵ型相鉴别。③特定性肌磷酸化酶激酶缺乏症:患儿呈现运动后肌肉痛性痉挛和肌球蛋白尿,或表现为进行性肌无力和萎缩,由于其肝脏和血细胞中的酶活力正常,故不伴有肝大、心脏等病变。心脏磷酸化酶激酶缺乏迄今仅有少数报道,酶缺陷仅限于心肌内,患儿在婴儿期即呈现心脏增大和心力衰竭,病情进展快速,早年即夭折。

(三)检测方法

尿液黏多糖检测是用甲苯胺蓝呈色法作为黏多糖病的筛查。

(1)方法:收集晨尿,用吸液管将尿液 0.1 mL,一滴一滴地滴于滤纸上,形成 6 cm 左右圆斑,每滴 1 次尿后即用吹风机吹干,将已吹干的尿斑滤纸浸于 0.2% 甲苯胺蓝染液(甲苯胺蓝 1 g 加蒸馏水 100 mL,再取该液 5 mL 加丙酮 20 mL 即成)染色 45 秒,取出使干,将上述已干的染色尿斑滤纸浸于 10% 醋酸中(冰醋酸 10 mL 加蒸馏水 90 mL)浸泡 4 分钟脱色,若不洁可再脱 1 次,空气中干燥。同时用正常人尿做对照。

(2)正常值:尿斑处呈紫蓝色环状或点状为阳性,正常人尿斑无色为阴性。

(四)临床意义

1.阳性者

用醋酸纤维薄膜电泳区分尿中排出的黏多糖类型,以协助分型。

2.异常结果

出生后发育正常,1 岁前逐渐出现体征。1 岁后发育迟缓,骨骼畸形渐明显。

3.需要检查的人群

头大,前额突出,颅骨呈舟状畸形。颈短,下胸部和上腰部脊柱后突。鼻梁扁平宽,嘴唇大而外翻等疑似黏多糖病的症状者。

六、肌酐

肌酐是肌肉在人体内代谢的产物,每 20 g 肌肉每天代谢可产生 1 mg 肌酐,每天肌酐的生成量是恒定的。肌酐无毒性,不被肾脏代谢,在血液循环中不与蛋白质结合,可自由通过肾小球,可被肾小管排泌。血中肌酐来自外源性和内源性两种,外源性肌酐与饮食关系密切,来自动物的骨骼肌,饮食中摄入的肌酸可转变为肌酐,特别是食用加热后的动物肌肉,会导致血肌酐水平迅速升高;内源性肌酐是体内肌肉组织代谢的产物。在肉类食物摄入量稳定时,身体的肌肉代谢又没有大的变化,肌酐的生成就会比较恒定。肌酐是肌肉代谢产生的一种毒素,主要靠肾脏清除,人在大量运动后或食用了大量的肉类食品后也会增加。如果在这种情况下肌酐稍稍高出正常时不用过于担心,在调整饮食后指标可恢复正常。尿肌酐主要来自血液,经过肾小球过滤后随尿液排出体外。尿肌酐是临床检查中常见的 1 个指标。

(一)病因

1.生理性升高或降低

患者生活中出现劳累、食用含过量的动物骨骼肌,则血肌酐升高,则排出尿肌酐也会相应增多。同样,如患者进食肉类食物少时,尿肌酐会相应降低。

2.病理性升高或降低

(1)尿肌酐升高:见于肢端肥大症、巨人症、糖尿病、感染、甲状腺功能降低、进食肉类、运动、摄入药物(如维生素 C、左旋多巴、甲基多巴等)。

(2)尿肌酐降低:见于急性或慢性肾功能不全、重度充血性心力衰竭、甲状腺功能亢进、贫血、肌营养不良、白血病、素食者,以及服用雄激素、噻嗪类药等。

(二)临床表现

尿肌酐的变化与饮食情况、各种疾病相关,其临床表现与相应疾病相关。如患者出现慢性肾功能不全时患者可出现少尿、胸闷、气促、恶心、呕吐、饮食欠佳、水和电解质代谢紊乱,以及酸碱平衡失调、高血压、左心室肥厚、心力衰竭等表现;甲状腺功能亢进时患者可出现怕热、多汗、激动、纳亢伴消瘦、静息时心率过速、特殊眼征、甲状腺肿大等;甲状腺功能降低时患者皮肤表现为面部、胫前、手、足的非凹陷性水肿,心脏表现为心肌收缩力减弱、心率减慢、心排血量下降等;肢端肥大症时患者面容粗陋,头痛乏力,多汗,腰酸背痛,手足增宽增大,帽号与鞋号不断增加,还可出现糖尿病与甲状腺功能亢进的症状体征等。

(三)检测方法

1.采用苦味酸法

该实验原理为无蛋白滤液中的肌酐与碱性苦味酸作用,经反应生成橙红色的复合物苦味酸肌酐,然后与同样处理的标准比色,读出光密度,即可求出尿中肌酐的含量。

2 操作步骤

(1)无蛋白尿液的制备,普通试管中加入 0.5 mL 尿液,再加入蒸馏水4.5 mL,混匀后移取 0.3 mL 于离心管内,再向离心管中加入 5.4 mL 的 0.37 mol/L 硫酸,再加入 0.3 mL 的 10% 钨酸钠,静置 5 分钟后的上清液即为无蛋白尿液。

(2)肌酐浓度的测定,取以上无蛋白尿液 1 mL 至刻度试管,加蒸馏水 3 mL,加碱性苦味酸 2 mL,混匀后放置 10 分钟。520 nm 比色,空白调零读取测定管光刻度值,最后根据计算公式计算尿肌酐的百分含量。

3.尿肌酐的单位

尿肌酐的单位为 mmol/24 h。

4.尿肌酐正常值范围

成人男性为 7.1～17.7 mmol/24 h 尿,成人女性为 5.3～15.9 mmol/24 h 尿;儿童为 71～195 μmol/2h 尿;婴儿为 88～177 μmol/2h 尿。

(四)临床意义

尿液肌酐是体内肌酸代谢终产物,由肌酸经非酶促反应脱水生成后绝大部分由肾小球滤出,肾小管不重吸收,排泌至尿中。正常人尿液中肌酐排出量较恒定。临床检测尿肌酐主要用于评价肾脏功能,如血、尿肌酐同时测定并计算出其内生肌酐清除率,可较为准确评价其肾小球滤过功能。尿肌酐的排泄量与肌肉量平行,男性高于女性,成人高于儿童。尿肌酐生理性增多见于肌肉量大者、长时间剧烈运动、肉食过多、摄入药物(如维生素 C、左旋多巴、甲基多巴等)等;尿肌酐病理性升高见于肢端肥大症、感染、甲状腺功能降低。尿肌酐降低见于急性或慢性肾功能不全、老年患者、贫血、休克、失水、肌萎缩、素食者等。

七、尿尿素氮

尿素氮是人体蛋白质代谢的终产物。肝脏是生成尿素的主要器官,氨基酸脱氨基产生氨气和二氧化碳,两者在肝脏中合成尿素,每克蛋白质代谢产生尿素 0.3 g。尿素中氮含量为 28/60,几乎达一半。尿素的生成量取决于饮食中蛋白质摄入量,组织蛋白质分解代谢及肝功能情况。尿素主要经肾脏排出,少部分经皮肤由汗腺排出,肠道内尿素分解成氨吸收后,又经肝脏合成尿素从肾脏排出。在正常情况下血中非蛋白氮和尿素氮主要经肾小球滤过而随尿排出。临床检测尿尿素氮主要用于肾功能评价、计算清除率及营养学评价。

(一)病因

尿素是人体蛋白质分解的代谢产物,此外氨在肝脏尿素循环中也能合成尿素。人体内 90% 以上的尿素通过肾脏排泄,尿中尿素氮排出量与摄入蛋白质量、体内组织分解速度及肾功能密切相关。在排除膳食蛋白质影响后,如测定尿素氮浓度高于正常,表示体内组织蛋白分解增强;如低于正常,表示肾功能障碍或肝实质性病变。临床上尿尿素氮升高多见于甲状腺功能亢进、高热、使用甲状腺素及肾上腺皮质激素、手术后严重感染等。尿尿素氮减少多见于消耗性疾病恢复期、严重肝实质性病变、肾衰竭及蛋白质营养不良等。

(二)临床表现

尿尿素氮的变化与饮食情况、各种疾病相关,其临床表现与相应疾病相关。如患者患甲状腺功能亢进时,可出现怕热、多汗、激动、纳亢伴消瘦、静息时心率过速、特殊眼征、甲状腺肿大等;消耗性疾病时患者有乏力、消瘦、精神不佳等表现。

(三)检测方法

1.尿素酶-纳氏试剂显色法

无蛋白滤液中的尿素,经尿素酶作用后产生的氨,在碱性环境中与纳氏试剂作用,显棕黄色。

2.正常值

357~535 mmol/24 h(10~15 g/24 h)尿。

(四)临床意义

尿尿素氮升高见于甲状腺功能亢进、高热、使用甲状腺素及肾上腺皮质激素等使体内组织蛋白分解增强的疾病。尿尿素氮减少见于消耗性疾病恢复期、严重肝实质性病变、肾衰竭等疾病。

八、尿尿酸

尿酸是嘌呤代谢的终末产物,人体内尿酸的来源:一是内源性的,约占体内总尿酸来源的80%,是由体内细胞核蛋白嘌呤碱分解代谢所产生的;二是外源性的,占体内总嘌呤来源的20%左右,摄入的动物性或其他含嘌呤丰富的食物,经消化吸收的嘌呤碱,大部分进入体内后被分解代谢生成尿酸,只有少部分被利用生成核苷酸或组织核酸。尿酸代谢去路30%由肠黏膜细胞分泌进入肠道,经细菌分解为氨排出体外,另外,60%~70%的尿酸主要由肾脏排泄,经肾小球滤过后在肾小管中重吸收和分泌。

(一)病因

1.尿酸升高

(1)生理性:食用高嘌呤食物,木糖醇摄入过多、剧烈运动、禁食,可使尿尿酸非病理性升高。

(2)疾病:痛风,或组织大量破坏、核蛋白分解过度,如肺炎、子痫等,此时患者血、尿尿酸均增加。

(3)用药:肾小管重吸收障碍,如肝豆状核变性,或使用促肾上腺皮质激素与肾上腺皮质激素,此类疾病血尿酸减少,尿尿酸增多。

(4)核蛋白代谢增强:如粒细胞白血病、骨髓细胞增生不良、溶血性贫血、恶性贫血、淋巴瘤与淋巴血病放疗后、红细胞增多症、甲状腺功能亢进、一氧化碳中毒、牛皮癣等。

2.尿酸减少

(1)饮食:高糖、高脂肪饮食。

(2)疾病:肾功能不全、痛风发作前期。

(二)临床表现

患者尿尿酸增多或减少与其所患疾病相关。如痛风患者关节疼痛急性发作是急性痛风的典型症状。特别好发于肢体远端关节,典型的症状发于足趾(足痛风),也可因尿酸盐结石引起肾绞痛。慢性痛风以破坏性关节变化为特征,约1/2的患者有尿酸盐沉积于皮下,这些结节被称为痛风结节或痛风石。粒细胞白血病患者可有不明原因的发热、脾大、出现骨痛、出血,以及髓外肿物等浸润现象,如淋巴结肿大、皮肤软组织肿块或溶骨性病变。肾功能不全患者可出现少尿、恶心、呕吐、胸闷、气促、高血压等。

(三)检测方法

1.磷钨酸还原法

尿酸在碱性情况下,能被磷钨酸氧化成尿素和二氧化碳,磷钨酸则被还原成钨蓝,后者生成量与尿酸含量成正比。

2.操作步骤

以二甲苯数毫升防腐,留取 24 小时尿。24 小时尿混匀,记录尿液总量,取少量尿液 1∶20 稀释。以下操作同血清氰化钠-尿素-磷钨酸法操作步骤,仅以1∶20稀释尿液代替血清。

3.正常值

2.5～5.4 mmol/24 h。

(四)临床意义

1.尿尿酸增多

尿尿酸增多见于痛风、组织大量破坏、肾小管重吸收障碍、核蛋白代谢增强等。

2.尿尿酸减少

尿尿酸减少见于高糖、高脂肪饮食、肾功能不全、痛风发作前期等。

第六节　尿液有形成分检验

尿液检验是最常用的医学检验项目之一,对泌尿系统乃至全身各系统疾病的诊断和治疗均有重要意义。其中尿液有形成分检验是检验的核心内容。随着待检标本量的迅速增加及检验人员工作强度的加大,自动化检验设备的迅猛发展,尿液有形成分的检验已逐渐被临床医师和检验人员所忽视,但尿液有形成分形态学显微镜检验仍是临床检验诊断中最简便、最特异和最经济实用的方法,是某些疾病诊断的金标准,是判断疗效及预后的重要依据,理应引起高度重视。近年来,随着医学实验室质量管理逐步深入,对形态学检验的临床价值理解逐步提高,尿液有形成分的检验逐步受到重视。

一、尿液有形成分的定义

在尿液形成过程中,泌尿道常有组织脱落物和细胞渗出,尿离体离心或自行沉降,其沉降物称为尿沉渣,是尿液中的有形成分,包括细胞、管型、细菌、真菌、结晶、药物等。尿沉渣检查是尿液分析的重要组成部分,对肾脏疾病、泌尿系统疾病、循环系统疾病,以及感染性疾病等有重要的诊断价值和鉴别价值。以往直接将尿液离心,取沉渣在显微镜下检查,称为尿沉渣检查,而开展的流式原理自动化检查方法,无须离心即可直接分析尿中有形成分,称为尿有形成分分析。同样中华检验医学大辞典对尿液分析下了明确定义:用目测、理学、化学(应强调定性、定量)、显微镜及其他仪器(各种尿分析仪、渗透压计等)对尿液标本进行分析,以达到对泌尿、循环、消化、内分泌等疾病进行诊断、疗效观察及预后判断等目的。因此,尿液有形成分检验对疾病进行诊断、定位、鉴别和病情预后的判断均有不可替代的作用。

二、尿液有形成分的检验技术

目前在检验界广泛使用的尿液有形成分自动识别系统具有简单、快速、自动化程度高等优点,但由于尿液中有形成分因疾病发生了千变万化,当形态变化超出仪器内置的数据库存时,仪器对有形成分的自动识别便产生了误差。因此,此类仪器仍不能完全代替镜检。当形态变化超出仪器的识别能力时,即提示人工复检。尿液有形成分是指来自泌尿道,并以可见形式渗出、排出、脱落和浓缩结晶所形成的物质的总称。尿液有形成分检查是一项经典的检验项目,它和理学检验、化学检验共同构成尿液检查的全部内容,三者相辅相成、互相弥补和互相印证。有形成分检查对于临床医师了解泌尿系统各部位的变化,对泌尿系统疾病进行定位诊断、鉴别诊断和预后判断更具有应用价值。

(一)尿液有形成分自动化

国内尿液有形成分全自动分析仪始于 21 世纪,2002 年 8 月,将"机器视觉"技术应用于临床显微镜镜检,并已开发生产出 AVE-76 系列尿沉渣分析仪,尿液标本经自动进样系统混匀后充入流动计数池,得出有形成分结果,全过程实现了镜检过程全自动化。

(二)数字影像式尿液有形成分分析技术

数字影像式尿液有形成分分析技术主要结合显微镜,借助数字影像处理软件等而构成的尿液有形成分分析仪。在现阶段,该技术发展快、仪器类型多。具体而言,主要包括两类:第一,基于样本受平板鞘流液刺激作用下,于流动过程中数字进行影像拍摄,通过计算机处理后所形成的仪器;第二,样本充入计数板后,采用不同技术促使其沉淀,于静止状况下进行数字照片拍摄,通过计算机软件识别所构成的仪器。

1.静止拍摄型数字影像尿液有形成分分析系统

随着计算机技术与数字化技术的不断发展,静止拍摄型数字影像尿液有形成分分析系统孕育而生。以往尿液有形成分分析系统主要是将尿液标本充入流动式计数板,借助摄像头来进行拍摄,基于计算机显示下,人工确认尿液有形成分类别、数量,最后形成图文报告。考虑到有形成分种类多,且体积大小易变化,易受保存条件影响,识别困难。以 AVE-76 系列尿液有形成分分析仪为例。该仪器组成部分包括流动式计数板、自动显微镜、自动进样系统等,经进样系统作用下,尿液标本充入流动式计数板,待自然沉淀后进行测定。显微镜按照要求转换镜头,依据测定规程,仪器首先采用低倍镜进行拍摄,计算机系统按照图片内容定位目标,进而转换成高倍视野,对定位目标进行拍摄。计算机系统中存在数据模型库,分析目标颜色、大小等特征,进而开始数字化处理,与系统内数据模型进行综合比对分析,并行定量计数,最终构成图文报告。该分析仪除常规尿有形成分分析外,还可对异形红细胞形态学进行分析,室内质控功能强大。

2.流动拍摄型数字影像尿液有形成分分析系统

从该类仪器检测原理角度出发,在鞘流液包裹作用下,尿液有形成分经由流动计数池,促使细胞呈一列排序,以便拍摄时进行图像分割。此外,在流动过程中,全自动智能显微镜的摄像镜头与细胞最大平面维持 90°,摄像镜头可拍摄最大平面图像。在进入流动池前,细胞及其他有形成分需进行技术处理,保证拍摄与分析的图像易于区分。照片影像通过系统处理后,显示在屏幕上,在尿中有形成分识别与定量中具有重要的作用。

3.其他影像式尿液有形成分分析系统

在现阶段,随着科学技术的不断发展,尿液有形成分分析系统自动识别能力得到了进一步的提高,均采用自动进样,借助显微镜平台来拍摄图像信息,检测速度快、识别能力强。以 LX8 000 一体化全自动尿液尿有形成分分析系统为例。该技术主要汇集了两大系统:第一,全自动尿干化学分析系统;第二,全自动尿有形成分相差显微镜分析系统。从本质上来看,该技术可一次性完成有形成分的全自动显微镜分析。尿标本经吸样均匀后,充入平面流式计数池内,经自然沉淀后测试,智能识别系统与计算机系统可对低倍与高倍视野图片成分进行分析与处理,并定量计数,具有自动识别样本条码、清洗、保养等优势。

(三)尿液有形成分流式细胞分析技术

尿液有形成分流式细胞分析技术主要是指结合 DNA 染色技术,对尿标本中的细胞质、细胞核、细胞膜行核酸荧光染色,借助半导体激光技术,进行细胞检测,按照细胞长度、大小、核酸含量、结构等内容进行综合分类,精度高、检查速度快。在现阶段,该技术还结合了双检测通道,联合特殊试剂,可对细胞与细菌成分进行检测,准确性极高。具体而言,利用该技术可于每小时内对 100 个尿液标本进行测定,汇报 5 项分析参数,标记 6 种有形成分,分析散点图、直方图。针对其检测原理而言,当仪器充分吸入细胞等成分后,经由试剂染色进入检测部,在激光照射下,仪器依据颗粒大小、染色等特征进行判断,并显示在散点图上。仪器具有反映小圆上皮细胞、管型、细菌的散点图,仪器收集到散射光信号、荧光强度信号、电阻抗信号后,将其转化为数据,形成散点图、直方图,进而获取各种有形成分相关数据。针对分析参数而言,主要包括白细胞、红细胞、管型、上皮细胞等,还可对结晶、小圆上皮细胞、精子、黏液丝等进行提示报警,利用研究性参数,能够做定量报告。如综合尿干化学分析仪器,可接收尿干化学结果,形成尿分析报告。

此外,该仪器可分析尿中红细胞体积,按照红细胞体积大小,对血尿性质进行综合判断,在血尿来源与肾脏疾病鉴别诊断中具有至关重要的应用价值。当进行红细胞分析时,大部分红细胞体积均会出现变形,仪器则会出现显示,于直方图中可见红细胞分布状况;当红细胞形态正常时,于直方图上可见细胞峰位置;当细胞大小比例无法进行区分时,仪器则提示无法鉴别。经由筛性实验,当结果提示阴性时,可完成报告;当提示为阳性时,则需进行复核。当结果不一致时,判断结果以人工显微镜下鉴别结果为指标。若仪器存在结晶、管型、小圆上皮细胞、酵母细胞、精子等显示信息时,需人工进行鉴定。

(四)免疫组织化学方法在尿液细胞检测中的运用

检测尿液中淋巴细胞的类型对诊断肾移植排斥反应有非常重要的价值。尽管采用流式细胞仪有时也很难将淋巴细胞与其他单核细胞相区分,通过免疫组化法检测淋巴细胞则具有很高的敏感性和特征性。通过免疫组化及常规细胞学检查方法,采用特异性的细胞表面标志物 CD3、CD4、CD8、CD14 可将肾移植患者尿沉渣中淋巴细胞及单核巨噬细胞区分出来。结果显示,肾移植急性排斥反应患者尿液中上述表面标志物阳性的细胞明显升高,而移植肾功能稳定的患者,很少或未检出阳性细胞。因此提出该方法可用于早期鉴别肾移植患者急性排斥反应,其敏感性及特征性皆可达 90%以上。

肾小球基膜上皮侧的足细胞作为机体丢失蛋白的最后屏障,在多种疾病的发生及发展中起重要作用。刘志红等通过计算肾小球足细胞密度,探讨了足细胞在糖尿病中的致病作用,为研究足细胞提供了一种可行的方法,但由于依赖于肾活检组织标本,对于监测疾病的进展有一定的局限性。有研究者运用足细胞标志物足萼糖蛋白为标记,检测了多种肾脏疾病患者尿液中脱落的足细胞数量,结果表明,尿液脱落足细胞的数量与肾脏疾病的活动及进展相关。然而由于尿液中除了存在脱落的足细胞外,尚有大量的足细胞碎片,仅计数脱落足细胞可能并不能真正反映足细胞的损伤。为此可以利用针对尿液足细胞标记蛋白的单克隆抗体,采用酶联免疫检测法测定经 0.20%聚乙二醇辛基苯基醚处理后尿液上清中足细胞标记蛋白的含量。该方法能更可靠的反映肾脏疾病的活动及进展。上述工作为研究足细胞、从分子水平认识,以及监测疾病进展提供了新的思路。

(五)尿液中细胞因子蛋白质水平的检测

以往文献显示,尿液中转化生长因子-β 及单核细胞趋化蛋白-1 的水平与肾脏疾病的进展相关。如尿液中转化生长因子-β 的水平与多种疾病,包括 IgA 肾病、膜性肾病等肾小球及小管间质的损害相关;尿液中单核细胞趋化蛋白-1 水平则与膜增生性肾小球肾炎、新月体性肾炎、肾移植排斥反应等肾脏损害程度相关。

第七章

粪便检验

第一节 粪便标本的采集与处理

粪便标本采集与处理涉及患者准备、采集容器和类型等方面,其中任一方面都可能影响粪便检验结果,而采集容器还可引起标本运送过程中生物安全问题。因此,有必要对其逐一加以描述。

一、患者准备

排便不像排尿,个人控制方法有限。大多数人不乐意收集粪便标本,是引起大肠癌研究中粪便隐血试验标本高污染率(50%~90%)的原因。鉴于此,对患者进行试验重要性和正确采集粪便标本教育极其重要。应给患者提供口头和书面说明和适当标本采集容器。

二、标本容器

粪便采集容器依据采集标本量多少而不同。原则上应采用密封、不渗漏、干净、不易破损的容器。常需使用类似油漆筒的大容器来收集几天的粪便标本。单次随机标本可存放在尿杯或类似容器中,通常应指导患者采集哪些部分的粪便作为标本。某些商品化粪便收集器可收集便纸上粪便,这对患者采集粪便标本很有帮助。

三、采集类型和量

标本采集类型和量因检验项目而不同。粪便隐血、白细胞分析或粪脂肪定量只需随机采集少量粪便即可。因患者每天粪便排泄量与 24 小时内摄食量无关,所以粪便中任何物质的每天排泄量测定常需收集 2~3 天粪便。另外,为收集到最佳粪便标本,收集前应进行饮食控制(如隐血试验和粪脂肪定量检测)。

四、注意事项

应避免尿液、手纸、花露水、清洁剂等对粪便污染。受尿液污染的粪便可影响原虫的检测,强力清洁剂或除臭剂可干扰化学试验。应指导患者避免污染采集容器和采集过多的标本。

第二节　粪便理学检验

粪便理学检验主要包括颜色、硬度和形状、黏液、不消化物质和气味等方面。这对消化系统疾病的诊断、病情观察和疗效判断有一定帮助。

一、颜色

胆汁使正常粪便呈棕色。当结合胆红素作为胆汁分泌入小肠后,水解为未结合胆红素。肠道厌氧菌将其分解为 3 种无色四吡咯,称为尿胆素原(包括粪胆素原、中胆色原和尿胆原)。尿胆原在肠道内自然氧化成尿胆素(呈橙棕色)或粪胆素和中胆色素,并使粪便着色。当胆汁分泌入小肠部分或全部受到抑制时,粪便颜色会发生改变。呈苍白或黏土样便,称为无胆色素粪便,是肝后梗阻的特征。但使用硫酸钡评价胃肠道功能时,也可使粪便呈上述相同的颜色(如钡剂灌肠)。某些消化产物、药物或血液也可使粪便呈不常见颜色。粪便一般性状见表7-1,粪便不同检测项目参考区间见表7-2。

表 7-1　粪便一般性状

类别	特性	原因
颜色	黏土样、灰色或苍白色	肝后梗阻
	黄色或白色	钡剂(摄取或灌肠)
	红色	血液(来自下消化道)、甜菜、食物、药物
	棕色	正常
	黑色	血液(来自上消化道)、铁剂、碳摄入、铋剂(如药物、栓剂)
	绿色	绿色蔬菜(如菠菜)、胆绿素(抗生素治疗期间)
硬度	成形	正常
	硬	便秘
	软	粪便水分增加

类别	特性	原因
	水样	腹泻、脂肪泻
	形状圆柱形	正常
	狭窄、带状	肠梗阻、肠道变窄(如狭窄)
	小圆形	便秘
	大堆	脂肪泻
其他	泡沫、漂浮	气体增加
	油腻、海绵样	脂肪泻
	黏液	便秘、肠道刺激、结肠炎、绒毛状腺瘤

表 7-2 粪便不同检测项目参考区间

检查项目	参考区间
理学检验	
· 颜色	棕色
· 硬度	成形软便
· 形状	管状、圆柱形
化学检验	
· 总脂肪量(72 小时标本)	<6 g/d 或$<$粪便量的 20%
· 渗透压	$285\sim430$ mmol/(kg · H_2O)
· 钾	$30\sim140$ mmol/L
· 钠	$40\sim110$ mmol/L
显微镜检验	
· 脂肪定性	
· 中性脂肪	每高倍视野几乎没有油滴
· 总脂	每高倍视野<100 个脂肪滴(直径$\leqslant4~\mu m$)
· 白细胞(定性)	不存在
· 肌肉和蔬菜纤维(定性)	几乎没有

二、硬度和形状

粪便硬度从稀薄、水样便(腹泻)到小的、硬块状(便秘)。正常粪便通常是成形块状,软便提示粪便中水分增加。软便可能是正常的,也可能与药物或胃肠道疾病有关。病史有助于决定患者粪便是否有显著变化。不消化食物或气体可导致粪便量大,粪便中也可有不消化食物,如果皮、蔬菜或肠道寄生虫。正常粪便呈成形圆柱状;细长、带状粪便提示肠道梗阻或肠腔狭窄。

三、黏液

正常粪便中没有半透明凝胶状黏液。当有黏液出现时,量可多可少,从少量到大量黏液(如绒毛状腺瘤)。黏液与肠蠕动或便秘时受压有关,也与结肠炎、肠结核、溃疡性憩室炎、痢疾、肿瘤和直肠炎等胃肠道疾病有关。

四、气味

正常粪便气味由肠道菌群代谢产物产生。如正常菌群遭破坏或食物进入菌群发生显著变化时,粪便气味也会发生明显变化,如脂肪泻因细菌分解未消化脂肪而导致独特臭味。

第三节　粪便显微镜检验

用粪便混悬液涂片进行显微镜检验,可帮助鉴别腹泻原因或脂肪泻筛查。通过显微镜检验可鉴别白细胞和未消化食物,如脂肪、肌肉纤维和蔬菜纤维。尽管这些检查只是定性的,但操作方便且可提供有助于诊断的信息。

一、细胞

(一)红细胞

正常粪便中无红细胞,肠道下段炎症(如痢疾、溃疡性结肠炎、结肠癌等)或出血时可见红细胞。阿米巴痢疾病者粪便中红细胞多于白细胞,成堆出现,并有残碎现象。细菌性痢疾病者粪便中红细胞少于白细胞,分散存在,形态正常。

(二)白细胞

粪便中有白细胞或脓液(一种包含白细胞的排泄物)有助于腹泻的鉴别诊断。通常,当肠壁感染或有炎症时,粪便白细胞见于炎性排泄物中。如黏膜壁没有受累,通常粪便中没有白细胞。有白细胞的疾病包括溃疡性结肠炎、菌痢、溃疡性憩室炎、肠结核、脓肿或瘘管;无白细胞的疾病包括阿米巴结肠炎、病毒性胃肠炎。正常情况下,粪便中没有白细胞。因此,少量白细胞(每高倍视野 1~3 个)也提示有侵袭性感染和炎症发生。为保证粪便白细胞鉴别,湿片可用瑞氏或亚甲蓝染色。粪便白细胞可直接检测,也可间接检测。直接测定法是使用闪烁扫描术对自体放射性标记的白细胞进行扫描。该法需先收集患者血液,再用^{111}In或^{99m}Tc标记纯化的白细胞,最后经成像来定位标记的白细胞。该法能识别炎症的解剖位置,但比较贵且有侵入性,需专业人员操作,实用性较差。直接测定法与内镜下组织学发现相关性很好,主要用于炎症性肠病的诊断。

另一种半定量评估胃肠道白细胞数量的方法是对粪便标本中的白细胞做亚甲蓝染色,然后计数。健康人粪便中缺乏白细胞,当有侵袭性胃肠道感染时白细胞计数可升高,特别是志贺菌、沙门菌、侵袭性大肠埃希菌和阿米巴感染等会使粪便中中性粒细胞分叶核升高,而伤寒感染粪便中单个核白细胞会升高。非感染原因,如炎症性肠病也可导致粪便白细胞升高。与霍乱弧菌、致病性大肠埃希菌导致的腹泻一样,先天性和病毒性腹泻的粪便中几乎没有白细胞。在一项采用志贺菌、沙门菌、霍乱弧菌、侵袭性大肠埃希菌或病毒诱导健康人腹泻的试验研究中发现,粪便白细胞计数对细菌性与非细菌性腹泻鉴别的特异性为89%。

住院引起感染性腹泻的最常见原因是艰难梭菌,但很难与其他疾病鉴别。与艰难梭菌毒素检测相比,粪便白细胞检测在区分艰难梭菌感染与其他原因引起的感染能力有限,诊断灵敏度只有10%。另外,有学者证实,粪便白细胞检测的诊断灵敏度在住院(25%)和门诊患者(57%)之间有显著性差异,诊断特异性分别为87%和89%,住院患者如此低的灵敏度提示粪便白细胞检测能力有限。

粪便白细胞亚甲蓝染色镜检相对快速和便宜,但需技术人员和特殊标本采集与处理,且解释主观,不适于现代实验室自动化检测。

(三)巨噬细胞

巨噬细胞体积常大于白细胞,细胞核较大且偏位,见于细菌性痢疾。

(四)脂肪

肉眼可见粪便中脂肪增加,可用显微镜和化学方法进行确认。脂肪泻(粪脂肪排出量>7 g/d)是消化不良或吸收不良常见特征。虽可用显微镜做粪脂定性试验,但粪脂定量检测常作为脂肪泻的诊断依据。简单的玻片定性法可用来检测粪脂。将粪便与苏丹Ⅲ、Ⅳ或油红O混匀染色,中性脂肪(甘油三酯)显示特征性橙色到红色。健康者粪便中性脂肪球<60个/高倍视野。

在另一张玻片上,在粪便上滴加乙酸进行酸化,并加热加染液,可用作总粪脂含量的估算[中性脂肪+脂肪酸+脂肪酸盐(肥皂)]。酸化水解脂肪酸盐成脂肪酸,加热使脂肪酸与染液结合。因正常粪便中有脂肪酸和脂肪酸盐,因此玻片上观察到的橙红色脂肪球数量增加。正常情况下脂肪球＜100 个/高倍视野,直径不超过 4 μm(约为红细胞大小的一半)。当脂肪球数量增加和体积增大(如40～80 μm)时常提示脂肪泻。

评估两张玻片所得结果常可鉴别消化不良和吸收不良。中性脂肪量正常(第一张玻片)而总脂量增加(第二张玻片)说明初级脂肪酸和脂肪酸盐增加,提示小肠不吸收所致吸收不良。仅第一张玻片中性脂肪量增加提示消化不良。

二、病原体

感染性腹泻是感染性胃肠炎发病的主要原因。全球每天估计有 2 200 名儿童因胃肠道感染而死亡,主要为发展中国家。美国每年估计有 1.8 亿人有胃肠道感染,至少有 47.4 万人因此而住院,至少 5 000 人因此而死亡。各类微生物均可引起胃肠道感染,包括寄生虫、病毒和细菌。这些微生物可通过污染食物、水源和通过人人接触或环境传播而感染,或可因抗生素治疗继发菌群失调。

引起感染性胃肠炎的病因学鉴定既费力又费钱,且许多常用方法学的分析灵敏度欠佳。习惯上,病原菌通过常规细菌培养、核酸检测或抗原检测而鉴别,病毒通过核酸检测或抗原检测而鉴别,寄生虫通过抗原检测和显微镜检验、特殊染色而鉴别。这些检测方法中,有些方法可在几小时内完成,但有些方法需几天时间,并且比较昂贵,需一定的实验室资源和专业技术。最近,美国食品药品监督管理局批准了多种类复合核酸检测试剂盒,可用于细菌、病毒和寄生虫的鉴别。

许多非感染性疾病,如炎症性肠病、胃肠道肿瘤、肠易激综合征和食物过敏/不耐受等均可出现与感染性胃肠炎非常相似的症状。一种能快速鉴别感染性和非感染性胃肠炎,阴性预测值很高的生物标志物将有益于患者的临床分诊,而且理想的生物标志物还能快速的鉴别细菌、病毒和寄生虫。在病因学鉴别前,临床医师可能还要识别哪些患者需要住院,做适当的病原学鉴别,开始最佳治疗或维持措施,或采取适当的感染预防措施。该标志物有助于活动性、感染性患者的检测,以减少无症状寄生引起的潜在假阳性,减少不必要的住院费用,预防患者发病和做更多侵入性检查。

(一)肠道寄生虫

肠道寄生虫为感染人类和其他动物胃肠道的寄生虫。可寄居于全身,主要寄居于肠壁。寄生虫可由口进入肠道,通过未煮过或清洗过食物、被污染水源或手,或皮肤接触被幼虫感染过土壤。有时,也可通过吻肛性行为传播。寄生虫进入肠道,在此繁殖并产生症状。如儿童接触感染土壤,如沙箱和学校操场后,没有彻底清洗就特别容易感染。发展中国家由于饮用可能被胃肠道寄生虫污染的水源而感染。肠道寄生虫主要类型为原虫和蠕虫。原虫包括隐孢子虫、微孢子虫和等孢子球虫,这些原虫最常见于人类免疫缺陷病毒感染者。这些寄生虫的每一种都可感染消化道,有时候可有两种或以上的寄生虫同时感染。肠道寄生虫可通过蠕虫感染使其宿主受害而致病。见到肠道寄生虫成虫,哪怕很少也可做出诊断,相反,若未见到肠道寄生虫成虫,有两种常用检测方法可协助诊断,如收集粪便标本检查寄生虫虫卵或幼虫,或将黏纸贴在肛门周围来检查寄生虫虫卵。

寄生虫对人体的危害,主要是作为病原体直接引起寄生虫病或作为疾病传播媒介间接引起寄生虫病。寄生虫病对人体健康和畜牧业危害十分严重。在占世界总人口77%的广大发展中国家,特别是热带和亚热带地区,寄生虫病仍广泛流行,威胁着儿童和成人的健康,甚至生命。寄生虫病的危害仍是普遍存在的公共卫生问题。肠道原虫和蠕虫感染威胁人类健康,包括阿米巴病、蓝氏贾第鞭毛虫病、蛔虫病、鞭虫病、钩虫病、蛲虫病等,还有一些地方性肠道蠕虫病,如猪和牛带绦虫病等。

1.蛔虫

蛔虫病常通过粪便或呕吐物中的虫卵做出诊断。由于蛔虫能产大量虫卵,所以只要用一张或两张粪便涂片就可做出诊断。有几种浓缩或增加可见度的方法用于新鲜粪便涂片显微镜检验虫卵,如乙醚沉淀法或加藤法。幼虫性肺病时可在胸腔积液中找到幼虫。白细胞计数显示嗜酸性粒细胞升高,但对蛔虫病来说是非特异性的。X线显示长 $15\sim35$ cm,充盈缺损,有时候带弯曲的外观的蛔虫,含小而圆的虫卵。

2.十二指肠钩虫

早期感染时,粪便镜检查不到虫卵,但十二指肠钩虫病诊断还是取决于粪便镜检发现特征性钩虫卵。感染早期症状是肛周有幼虫蠕动和肛周瘙痒。蠕虫在肠道释放时,虫卵包含一个不分裂的卵子,顺着上消化道到达肠道,卵子发育,随粪便排出的卵子是一个分裂的卵子,常含 $4\sim8$ 个卵细胞。因为钩虫卵和美洲板口线虫卵很难鉴别,所以两者鉴别应进行培养,使其孵出幼虫。如粪便标本放置 ≥1 天或炎热环境下,幼虫会很快孵化,此时,钩虫与类圆线虫幼虫难以鉴别。两种幼虫虽在镜下可鉴别,但常规工作中不做。除内镜检查、外科手术或尸检外,成虫虽然罕见,但只要发现,就可基于口腔前庭、头、食道间隙长度进行鉴别,十二指肠钩虫幼虫的口腔前庭较长,而类圆线虫幼虫的口腔前庭较短。最近研究发现,聚合酶链反应法检测可作为粪便十二指肠钩虫正确诊断的方法。

3.鞭虫

鞭虫前端有一个狭窄的食管末端,后端有一个短而厚的肛门。呈粉红色或白色的蠕虫穿过黏膜层,并通过纤细的前末端黏附宿主,吸食组织分泌物。雌虫大于雄虫,长度分别为 35～50 mm 和 30～45 mm。雌虫有一个钝而圆的后末端,雄虫有一个弯曲的后末端。虫卵特征是呈桶状、棕色,两极突起。

4.蛲虫

蛲虫是一种常见寄生虫,主要寄生于人体盲肠,一般在体内存活 4 周,儿童感染率居高,城市大于农村,主要通过手感染饶虫卵后,经口传入体内,具有易治难防的特点,症状为肛门瘙痒。虫卵自虫体排出时,卵内已有一蝌蚪形幼虫。

5.裂头绦虫

粪便中虫卵镜检是特异性诊断的基础。通常有大量的虫卵,无须浓集就可证实。检查粪便中排出的孕节也有诊断价值。尽管识别虫卵和孕节的种级有困难,但种级鉴别几乎没有临床价值,因为像肠道内大多数成虫一样,该种的所有绦虫都对同一个药物敏感。

6.类圆线虫

类圆线虫病的诊断依赖于粪便或十二指肠液中幼虫的镜检(呈杆状,有时呈丝状)。但粪便直接镜检常不灵敏。可用直接浓缩(甲醛-乙酸乙酯)、贝尔曼漏斗分离、咖啡滤纸分离培养和琼脂培养后,再用显微镜进行检查,以提高检测灵敏度。培养技术是最敏感的,但不常用。应马上检查新鲜的粪便标本,因十二指肠钩虫卵冷却后孵化,其幼虫很难与类圆线虫区别。粪便类圆线虫检查,约70%的结果是阴性的。若怀疑感染,应多次采集粪便和做十二直肠活检。患者痰液也可检出幼虫。

7.贾第鞭毛虫

根据美国疾病预防控制中心的要求,检测粪便中贾第鞭毛虫表面抗原是目前诊断贾第鞭毛虫病的首选方法,比显微镜检验更敏感。粪便三色染色是另一种用于贾第鞭毛虫检测方法。镜检可查粪便中贾第鞭毛虫活动的滋养体或卵圆形包囊。也可采用吞线试验(肠内试验),让患者吞下附有细线的胶囊,细线固定在患者脸颊上,然后拉出胶囊,并在生理盐水中漂洗,使滋养体释放至生理盐水中,再用显微镜检验生理盐水中的滋养体。现可用 ELISA 方法进行贾第鞭毛虫的检测,检出率可达到 90% 以上。因贾第鞭毛虫检测比较困难,常导致误诊,所以一周内应做数次检查。

8.结肠小袋纤毛虫

结肠小袋纤毛虫有两个发展阶段:滋养体和包囊。滋养体呈椭圆形、球形,典型的长为 $30\sim150\ \mu m$,宽为 $25\sim120\ \mu m$,是人体内最大的寄生原虫,有一大一小两个核,通常两个核均可见,大核很大呈腊肠形,小核不明显,滋养体不具传染性,但可通过二次分裂进行繁殖。包囊很小、呈球形,直径为 $40\sim60\ \mu m$,和滋养体表面覆盖纤毛不一样,包囊有一个厚的细胞壁,不能运动和繁殖,是该寄生虫引起感染的形式。结肠小袋纤毛虫病的诊断很复杂,因为患者的症状可有可无,若患者有腹泻,有相关接触史,如旅行史、肛交史等,就可考虑诊断为结肠小袋纤毛虫病。另外,可通过粪便或组织标本的镜检做出诊断。

9.痢疾阿米巴

痢疾阿米巴可通过粪便标本进行诊断,但不可能仅凭显微镜就与其他物种区分。新鲜粪便制片中可查见滋养体,普通粪便标本中可查见包囊。也可使用ELISA法或放射免疫分析技术进行检测。

10.结肠内阿米巴

结肠内阿米巴滋养体可通过宽而呈锥形的伪足得以鉴别。但包囊大小与痢疾阿米巴类似,易误认为痢疾阿米巴,其成熟的包囊中有 8 个核是鉴别要点。

11.隐孢子虫

许多水处理厂用传统过滤技术处理来自河流、湖泊和水库的生水作为公共饮用水。直接过滤颗粒含量低的水处理,包括凝结和过滤,但不包括沉淀。其他常见的过滤处理,包括慢沙滤池、硅藻土过滤器、去除 99% 隐孢子虫的滤膜等。滤膜式、滤袋式和盒式过滤器可特异性的去除隐孢子虫。隐孢子虫对氯消毒剂高度抵抗,但足量的二氧化氯和长时间臭氧处理,隐孢子虫会失活。研究发现,紫外线能杀灭隐孢子虫,而低剂量紫外线处理不能使隐孢子虫失活。粪便标本镜检可见卵母细胞,但易与外形上相似的其他物体混淆。大多数隐孢子虫大小为 $3\sim6\ \mu m$,有些稍大。现可通过联机系统和实时监测技术检测隐孢子虫。饮用水最易被隐孢子虫污染,最安全的做法是把饮用水煮开。

12.等孢子球虫

镜下呈大而形状典型的卵囊,是等孢子球虫诊断的基础。因卵囊排出可能是少量和间歇性的,推荐对粪便进行重复多次检查或浓缩后再查。若粪便检查结果阴性,需行十二直肠活检或行吞线试验(肠内试验)。湿片上卵囊可用微分干涉相差显微镜和荧光显微镜观察。也可用改良抗酸染色进行染色。

(二)细菌

某些细菌性疾病可通过粪便培养来检测,也可检测细菌的毒素,如艰难梭菌。

1.霍乱弧菌

霍乱弧菌通过污染水和食物而致病,患者和携带者为传染源。

2.痢疾志贺菌

正常粪便标本并非无菌,所以应使用选择性培养基进行志贺菌培养。如接种木糖赖氨酸脱氧胆盐琼脂、二氯乙酸钠、琼脂。若非乳酸发酵菌生长呈无色菌落。接种三糖铁琼脂斜面显示碱性斜面和酸性斜面,但不产气或 H_2S。使用用户身份识别卡接种后,培养物没有动力也不产 H_2S。在生长的用户身份识别卡试管中加入柯氏试剂显示无吲哚形成(2、7 和 8 血清型会产生吲哚)。福氏志贺菌表现为葡萄糖产酸产气;宋内志贺菌表现为甘露醇和鸟氨酸阳性,乳糖迟发酵;某些志贺氏菌种可产吲哚。

3.致病性大肠埃希菌

大肠埃希菌是革兰阴性、兼性厌氧和非芽孢菌。细菌呈杆状,长约为 $2.0~\mu m$,宽为 $0.3 \sim 1.0~\mu m$。可在不同基质中生长,厌氧条件下利用混合酸发酵产乳酸、琥珀酸盐、乙醇、醋酸盐和二氧化碳。大肠埃希菌的最优生长温度是 $37~\mathbb{C}$,但有的实验菌株可在高至 $49~\mathbb{C}$ 环境下繁殖。可使用多种氧化还原反应在有氧或无氧呼吸环境下生长。有鞭毛菌株是能动的,有周身鞭毛。大肠埃希菌和相关细菌有通过细菌接合、转导或转移 DNA 的能力,将遗传物质通过种群进行水平传递。此过程导致编码志贺毒素基因从志贺菌传递到由噬菌体保持的大肠埃希菌 $O_{157}:H_7$ 中。大肠埃希菌有致病性和非致病性之分。非致病大肠埃希菌是肠道正常菌群;致病性大肠埃希菌则能引起食物中毒,又进一步分为侵袭性和产毒素性大肠埃希菌。前者引起的腹泻与痢疾相似,常称为急性痢疾型;后者引起的腹泻为胃肠炎,常称为急性胃肠炎型。产毒素性大肠埃希菌产生的肠毒素,分为耐热毒素和不耐热毒素。前者加热至 $100~\mathbb{C}$ 经 30 分钟尚不能被破坏,后者加热至 $60~\mathbb{C}$ 仅 1 分钟就能被破坏。土壤、水源受粪便污染后可含致病性大肠埃希菌,易引起婴儿感染。因带菌食品加热不彻底,或生熟食交叉或熟食污染,也可引起食物中毒。

4.副溶血弧菌

副溶血弧菌是一种嗜盐菌,多因摄入污染的海产品所致,我国沿海地区夏季散发和暴发事件较多。河弧菌、拟态弧菌、创伤弧菌等也能引起感染性腹泻。

5.沙门菌

沙门菌是人兽共患菌,有 2 500 多个血清型,以鼠伤寒和肠炎沙门菌最多见,一年四季都有发病。污染动物、植物、加工食品和水源都能引起感染,常有食源性暴发。患者所分离菌株常有多重耐药。我国沙门菌是感染性腹泻最常见的病原菌,也是食物中毒暴发最常见的病原菌。

6.弯曲菌

弯曲菌是人兽共患菌,通过未煮熟的肌肉、污染的蔬菜、牛奶和水源传播。发达国家弯曲菌感染年发病率为 44/10 万～93/10 万。弯曲菌感染后腹泻常为脓血便,部分患者会发生严重并发症,如吉兰-巴雷综合征、反应性关节炎和肠易激综合征。

7.气单胞菌和类志贺邻单胞菌

气单胞菌和类志贺邻单胞菌广泛分布于淡水中,能引起感染性腹泻,通过污染淡水产品而感染,也有水产养殖从业人员感染的报道。

8.蜡样芽孢杆菌

蜡样芽孢杆菌为条件致病菌,部分菌株能产肠毒素,以突发恶心、呕吐为主,或以腹痛、腹泻为主。呕吐型多与食用未冷藏剩饭有关,腹泻型多与加工处理不当食物有关。

9.产气荚膜梭菌

产气荚膜梭菌属厌氧菌,A 型菌产生的肠毒素导致腹泻,β 毒素可致坏死性肠炎。食源性感染常与室温下保存时间较长的动物性食物有关,如肉汤类食品。产气荚膜梭菌也是部分抗菌药物相关性腹泻的病原菌。

10.小肠结肠炎耶尔森菌

小肠结肠炎耶尔森菌广泛分布于自然界,能产耐热性肠毒素,因摄入被该菌污染的食物而引起肠炎。该菌在 4 ℃左右也能生长,长时间冷藏的食品食用前如不彻底加热有感染小肠结肠炎耶尔森菌的危险。

11.艰难梭菌

在检测艰难梭菌前,常由结肠镜或乙状结肠镜检出做出了诊断。结肠或直肠黏膜出现伪膜应高度怀疑艰难梭菌感染,但不能做出病情诊断。伪膜由炎性碎片、白细胞组成的渗出物沉着所致。尽管可用结肠镜和乙状结肠镜检查,但粪便检查艰难梭菌是一线诊断方法。常检测毒素 A 和毒素 B 两种毒素。此试验不是 100% 正确,重复检测仍有相当高的假阴性率。

细胞毒性试验:艰难梭菌毒素在细胞培养时有一个细胞病变效应,用特异的抗血清观察中和作用,是新近艰难梭菌感染诊断的金标准。在选择性培养基上进行产毒素培养,是最敏感和特异的试验,但仍比较耗时且费力。

(三)病毒

病毒也可引起成人和婴幼儿腹泻,粪便中检出病毒,如轮状病毒结合患者腹泻、腹痛等临床表现即可诊断。

1.轮状病毒

一般在严重腹泻的胃肠炎诊断时才作轮状病毒的检测。因胃肠炎入院的大多数儿童进行轮状病毒 A 检测,若儿童粪便中检出病毒就可做出轮状病毒 A 感染的特异性诊断。在研究型实验室中,采用电镜和聚合酶链反应法检测轮状病毒,逆转录聚合酶链反应可检测和确定人轮状病毒的所有种类和血清型。

2.诺如病毒

常规聚合酶链反应法或定量聚合酶链反应法是诊断诺如病毒的特异性方法,几小时内可出结果。方法非常敏感,可检测少至 10 个病毒颗粒。有检测诺如病毒株混合物抗体的试剂盒,但缺乏特异性和灵敏度。

3.腺病毒

腺病毒含双股 DNA,平均直径 70 nm,已有 41 个血清型,还有某些未能分型的腺病毒。腺病毒能在普通培养细胞上生长,粪便中腺病毒仅在选择性细胞上生长,称为肠腺病毒。在病毒性胃肠炎中,肠腺病毒检出率为 5%～14%。

4.柯萨奇病毒

柯萨奇病毒是一种肠病毒,分为 A 和 B 两类,是一类常见的经呼吸道和消化道感染人体的病毒,感染后会出现发热、打喷嚏、咳嗽等感冒症状。妊娠期感染可引起非麻痹性脊髓灰质炎,导致胎儿宫内感染和致畸。

三、其他有形成分

(一)肌肉纤维

粪便中未消化食物,如肌肉和蔬菜纤维,可通过显微镜鉴别。肌肉纤维呈长方形、有特征性横纹。通常肌肉纤维鉴别和肌肉纤维定性评估可采用类似粪脂定性检查的方法。在做中性脂肪球筛查的第一张玻片上,同时进行肌肉纤维评估,在另一张玻片上加几滴粪悬液,用 10% 伊红乙醇液染色。肌肉纤维量的增加与消化不良、肠道内未消化物快速运送有关。

(二)淀粉颗粒

正常粪便中食物残渣均系消化后无定形细小颗粒,偶见淀粉颗粒和脂肪小滴。淀粉颗粒为大小不等卵圆形颗粒,可用碘染色加以区分。

(三)植物细胞和植物纤维

正常粪便中仅见少量,形态多样,肠蠕动亢进所致腹泻时量会增多。

(四)肠黏膜上皮细胞

小肠、大肠黏膜上皮细胞均为柱状上皮细胞,直肠齿状线处由复层立方上皮细胞和未角化复层鳞状上皮细胞覆盖。生理情况下,少量脱落的柱状上皮细胞多已破坏,故正常粪便中见不到。炎症时,上皮细胞量可增多,呈卵圆形或柱状,两端钝圆,常夹杂于白细胞间。多见于伪膜性肠炎,此外黏胨样分泌物中也大量存在。

(五)肿瘤细胞

在乙状结肠癌、直肠癌患者血性粪便中有时可见成堆癌细胞。

第四节　粪便化学与免疫学检验

粪便化学与免疫学检验有助于消化道出血、炎症、肿瘤和遗传性疾病的诊断和鉴别诊断。

一、粪便隐血

从口腔(牙龈出血)到肛门(痔疮出血),胃肠道任何部位的出血,粪便中均可检出血液。因粪便中血液是直肠癌常见和早期症状,美国癌症协会建议 50 岁以上人员每年进行筛查。所有胃肠道癌症中,50% 以上是肠癌,早期检测和治疗直接与好的预后相关。除癌症、牙龈出血、食道静脉曲张、溃疡、痔疮、炎症、刺激肠道黏膜的各种药物(如阿司匹林、铁剂)可导致粪便中有血。当出血量大时,肉眼观察即可见血液。当下消化道出血时,粪便表面可有鲜血;当上消化道出血时,粪便常呈黑色或褐色。大量血液(50~100 mL/d)可致暗黑色粪便称为黑粪症。粪便黑色是由肠道和细菌酶对血红蛋白降解(血红素氧化)造成。

健康情况下,粪便中每天丢失的血液不超过 2.5 mL(约 2 mgHb/g 粪便)。粪便出血量的增加都有临床意义,需要进一步查明原因。

粪便中少量出血常常是看不见的,称为隐血。影响粪便隐血试验的因素:

①胃肠道出血常是间歇性的;②患者不愿意采集粪便标本。因此,如出血不是发生在标本采集时,那无论采用哪种试验,也许结果都是阴性的。为了能很好的开展粪便隐血试验,样品应方便收集,便于患者配合,使用的隐血试验应既灵敏又特异。

粪便隐血试验也可于区分病毒性和细菌性胃肠炎。在粪便隐血试验对炎症性、细菌性胃肠炎效用的荟萃分析发现,受试者工作特征曲线下面积在不发达国家为0.6,在发达国家为0.8。研究显示,粪便隐血试验性能略低于粪便白细胞镜检,与粪便乳铁蛋白性能相似。因此,粪便隐血试验不能可靠的用于诊断或排除感染性胃肠炎。

检测粪便隐血的两种主要方法是愈创木酯法和免疫化学法,可用于下消化道(如结肠)出血性肠癌的筛查。荧光法不常用,主要用于检测上消化道出血。

(一)愈创木酯法

基于血红素的类过氧化物酶活性而设计。含类过氧化物酶和过氧化物酶有血红蛋白、肌红蛋白、细菌过氧化物酶、水果和蔬菜过氧化物酶。

因任何具有过氧化物酶或类过氧化物酶活性物质均可催化反应产生阳性结果,当使用低灵敏指示剂愈创木酯来检测时,应控制饮食,避免:①肉和鱼中肌红蛋白和血红蛋白的类过氧化物酶活性;②水果和蔬菜的天然过氧化物酶。虽这些试验灵敏度根据粪便血液浓度和肠道细菌过氧化物酶做过调整,但仍存在假阳性。

许多因素可干扰愈创木酯粪便隐血试验,如粪便标本太多、太少,水、经血或痔疮血污染。药物也可干扰,如阿司匹林、非甾体抗炎药、铁剂、华法林和抗血小板药可导致上消化道出血,导致假阳性结果。抗酸剂和抗坏血酸可干扰化学反应,导致假阴性结果,假阴性结果:①H_2O_2显色剂过期;②试纸缺陷(如过期);③检测前粪便标本或试纸储存超期(如>6天)。

当血红蛋白分解就失去类过氧化物酶活性,用愈创木酯法不能检出。血红蛋白分解可发生于:①肠道内;②粪便标本储存期间;③粪便加在愈创木酯试纸上。研究显示,如试纸上粪便标本在检测前被水合,会出现假阳性结果。因此,美国癌症协会建议,应在标本采集后6天内检测,检测前不能脱水。研究显示,饮食控制和采集多份粪便标本的患者遵医行为较差。

(二)免疫化学法

使用直接抗人血红蛋白单抗。方法具有高特异性,且不受愈创木酯法的饮食和药物干扰。当血红蛋白通过消化道时,因消化和细菌酶分解血红蛋白,上消化道(食道、胃)出血用免疫化学法通常测不出,免疫化学法对下消化道(如盲肠、结肠、直肠)出血更特异。

许多免疫化学法粪便隐血试验的采集容器随厂商而不同,样品采集容器加盖后送往临床实验室。检测可以是自动的,也可以是手工的。检测原理都是抗人血红蛋白抗体与样品中血红蛋白结合,但检测血红蛋白抗体复合物的方法各不相同。

该法优点是无须限制饮食和药物,缺点是费用较贵。因此,免疫化学法检测胃肠道出血特异性较好(低假阳性),但肠癌筛查方案中仍以愈创木酯法为主。

使用血红素定量试验也可完成粪便血液定量检测。该法基于亚铁血红素的化学转换成强烈荧光物质卟啉,该试验能检测和定量粪便中总血红蛋白量,包括完整血红蛋白存在部分,也包括肠道内转化为卟啉部分。上消化道出血或标本储存过久,粪便中血红蛋白可能由亚铁血红素转化为卟啉形式。因血红素定量检测仅检测亚铁血红素和转化卟啉,所以不受干扰。但红肉等非人源性血红蛋白可导致假阳性结果。血红素定量检测价格昂贵、费时费力。目前,该法主要由参考实验室完成,临床使用较少。

二、粪脂定量

粪脂定量检测是脂肪泻决定性试验。尽管该化学试验可确认饮食脂肪量的异常,但不能鉴别排泄增加的原因。标本收集前 3 天,包括标本收集期间,患者应控制脂肪摄入量在 $100\sim150$ g/d,并应停用泻药、合成脂肪替代品(如零卡油)、无脂肪营养品等。收集标本期间应避免矿物油、润滑剂或乳脂对标本的污染,这会导致假阳性结果。

收集标本期间,患者将 $2\sim3$ 天所有粪便收集至一个大的预称重的容器中(如油漆罐)。在实验室内,全部粪便被称重和搅匀(如使用机械混匀器)。匀质化粪便标本采用称重法、滴定分析法或磁共振光谱法进行脂含量分析。称重法和滴定分析法使用溶剂萃取粪便标本中脂质。在滴定法中,中性脂肪和肥皂在萃取之前被转化成脂肪酸。脂肪酸合成解决方案是萃取和用氢氧化钠滴定。因为滴定法不能完全覆盖中链脂肪酸,测量约占总粪脂含量的 80%。相反,称重法提取和定量所有的粪脂。在磁共振方法中,粪便标本首先用微波干燥,然后用氢磁共振光谱法分析,该法快而准,与称重参考方法获得结果可比。

粪脂含量以每天排泄多少克脂肪报告,正常成人排泄 $2\sim7$ g/d。如脂肪排泄量处于临界,或没有采用(如儿童)标准脂肪饮食(100~150 g/d),需得到一个系数或脂肪残留比例。为决定该参数,需仔细记录饮食摄入量,计算公式:脂肪残留比例=(饮食脂肪-粪脂)/饮食脂肪×100。正常情况下,3岁及以上儿童和成人至少吸收95%消化饮食脂肪,吸收率<95%提示有脂肪泻。

三、胎儿血红蛋白检测

来自新生儿粪便、呕吐或者胃管的血液需要检测。这个血液可以来自婴儿消化道或者可能是分娩期间摄取的母体的血液。区别这两个来源是重要的。可以做一个基于抗碱胎儿血红蛋白的血源定性评估。

标本必需包含新鲜的红色血液,如新鲜带血的粪便或被污染的带血的尿布。不能接受黑色的柏油样粪便,因为血红蛋白已转化为血红素。使用此试验时,用水制作标本(如粪便、呕吐物、胃管液)的混悬液,离心去除带有微粒的粉红色上清液。将5 mL粉红色上清转入两个试管中。第一管用作第二管或碱性管颜色变化的参考。往碱性管中加入1 mL氢氧化钠(0.25 mol/L),混匀试管,至少2分钟后观察液体颜色变化。如果2分钟内最初的粉红色变化为黄色或者棕色,则样品中的血红蛋白是成人血红蛋白。如果仍保持粉红色,则为胎儿血红蛋白。注意每次检测样品必须同时检测质控品。阳性质控品可以用婴儿外周血或脐带血制备,阴性质控品可以用成人血液标本制备。

四、粪便DNA检测

使用诊断试剂盒从粪便中提取并检测人类DNA,DNA的变化与癌症有关。这个检测观察人类DNA的变化,包括在APC、KRAS和p53基因中21号位点的变化,这个试剂盒也检测BAT26基因和所有DNA的完整分析,BAT26基因涉及微卫星的不稳定。

SEPTIN9是一种由人类SEPT9基因编码的蛋白质,它与SEPT2和SEPT7相互作用。和AHNAK、eIF4E和S100A11一起,SEPT9在伪足突出、肿瘤细胞转移和侵袭方面是必不可少的。在大肠癌的筛查方面,检测甲基化的SEPT9不是首选的方法。它的特异性和敏感度与粪便愈创木酯试验或者粪便免疫试验相当,而且那些试验应该优先使用。当医师强力推荐结肠镜检查而患者拒绝肠镜检查和其他试验时,这个试验优于根本不做筛查的患者。

五、粪便碳水化合物

当小肠内双糖转化为单糖的酶(双糖酶)不足或缺乏时,双糖就被不吸收,从而进入大肠。因为这些没有水解的双糖是有渗透活性的,导致大量的水滞留在肠腔内,造成渗透性腹泻。

遗传性双糖酶缺乏不常见但必须在腹泻体重减轻的婴儿中被考虑和排除。由疾病(如乳糜泻、热带脂肪泻)或者药物(如口服新霉素、卡那霉素)引起的继发性的双糖酶缺乏是一种获得性的疾病,通常影响一个以上双糖,且只是临时的。成人乳糖不耐症是常见的,尤其在非洲和亚洲人群中。这些人在儿童期时可以充分消化乳糖,当他们成年时就渐渐丧失消化乳糖的能力。因此,这些患者乳糖的摄取导致胃肠胀气和爆炸性腹泻。肠腔内肠道细菌发酵乳糖导致这些双糖酶缺陷的临床表现。发酵的结果导致产生大量的肠道气体和特征性 pH 下降的(pH 为 5.0~6.0)腹泻性粪便。正常情况下,由于胰腺和其他肠道分泌物的原因,粪便是碱性的。用 pH 试纸检测腹泻粪便的上浮物可以快速获得定性的粪便 pH。使用尿糖检测试纸也可筛选腹泻粪便中碳水化合物的存在(或糖的减少)。尽管制造商不主张尿糖检测试纸用于粪便检测(如没有申请美国食品药品监督管理局认可),但是它在粪便还原物质检测的用途是广泛的且有文献记载。为了实施粪便中糖类的试纸检测,需要将腹泻粪便的上浮液 1:3 稀释。粪便还原物质的排出超过 250 mg/dL 被认为是异常的。糖试纸检测阳性提示有还原物质存在但不确定这个物质有分泌。注意这个方法不能检测蔗糖,因为蔗糖不是还原性的糖。要定量或特异性的确认粪便中的糖,必须使用色谱分析或者特殊的化学方法。

决定一种肠道酶缺乏(如乳糖酶缺乏)最多的诊断试验包括肠上皮特异性的组织化学检验。一种较方便的方法是使用特殊的糖(如乳糖、蔗糖)做一个口服耐量试验。这种口服耐量试验包含由患者摄入一种特殊双糖(如乳糖、蔗糖)的测量计量。如果患者有足量的适当的肠道双糖酶(如乳糖酶),双糖(如乳糖)就会水解成相应的单糖(如葡萄糖和半乳糖),而这些单糖被吸收入患者的血流。血糖增加超过患者固定血糖水平 30 mg/dL 提示酶活性(如乳糖酶)充足;血糖增加低于患者固定血糖水平 20 mg/dL 提示酶活性缺乏。

当肠道吸收不充分时粪便中也可以有糖出现。要区分糖吸收不良和糖消化不良,需做木糖吸收试验。木糖是一种不依赖于肝脏或胰腺作用来消化且易在小肠被吸收的戊糖。正常情况,血液中戊糖不以显著性水平存在,且机体不代谢它。另外,木糖容易通过肾小球过滤屏障而随尿排出。木糖吸收试验包含患者摄入一定剂量的木糖,随后收集一个 2 小时血液标本和一个 5 小时尿液标本。测量血液和尿液中木糖浓度。依据最初口服剂量的大小,成人正常分泌量至少占木糖消化剂量的 16％～24％。

六、粪便乳铁蛋白

乳铁蛋白是在中性粒细胞颗粒中的一种铁结合糖蛋白,存在于各种分泌液中包括母乳。它的名字来源于它存在于母乳中,它的结构又同源于转铁蛋白。乳铁蛋白在先天性的免疫防御中起着广泛的作用。以中性粒细胞积聚为特征的肠道炎症导致粪乳铁蛋白水平升高。相反,单核细胞和淋巴细胞浸润不会导致粪乳铁蛋白水平升高,因为这些细胞类型不表达乳铁蛋白。

相对于肠道炎症的其他粪便生物标志物,包括粪白细胞、髓过氧化物酶和白细胞酯酶,乳铁蛋白的主要优点在于它的升高是稳定的。乳铁蛋白相对抵抗冻融循环和蛋白水解,体外 4 ℃保存可稳定 2 周,尽管在急性胃肠感染诊断方面这个性能的好处尚不清楚。

七、系统性炎症标志物

C 反应蛋白(C-reactive protein,CRP)和红细胞沉降率是两个描述为系统性炎症的首选标志物。虽然这两个炎症标志物已被广泛普及,且容易操作,但是它们缺乏特异性,限制了他们作为感染性胃肠炎标志物的使用。

八、血清因子

细胞因子的检测被公认为是提示胃肠炎的病原体是细菌还是病毒的有用的生物标志物。另外建议细胞因子浓度可以作为鉴别患者感染胃肠道病原体的广泛的标志物。已经评估了几个血清标本中的细胞因子,包括白细胞介素-6、白细胞介素-8、α 干扰素、γ 干扰素,和肿瘤坏死因子-α。这些细胞因子在介导和调节细菌和病毒感染的免疫系统应答中起各种重要作用。商品化试剂可用于血清标本细胞因子的检测。

九、粪便钙网蛋白

钙网蛋白是由 S100A8 和 S100A9 组成的异二聚体蛋白复合物,存在于中性粒细胞、单核细胞和巨噬细胞内,通过胃肠道细菌并与钙和锌结合。钙网蛋白约占中性粒细胞胞质蛋白的 60％,在中性粒细胞激活部位大量流入。粪便钙网蛋白水平与炎症性肠病患者粪便中铟标记的中性粒细胞浸润相关性较好。粪便钙网蛋白在室温可稳定 7 天,且不被细菌降解。因此,无须特殊标本运送和防腐。

健康人钙网蛋白水平与年龄成反比,年轻人、健康婴儿水平较高。粪便钙网蛋白在炎症性肠病患者显著升高,且能用于炎症性肠病疗效监测。粪便钙网蛋白水平检测还能用于区分炎症性肠病和肠易激综合征。其他疾病也会导致粪便钙网蛋白水平升高,如囊性纤维症、克罗恩病、溃疡性结肠炎、胃肠道恶性肿瘤和风湿关节炎。

商品化试剂可定量检测粪便钙网蛋白,结果通常报道为 μg/g 粪便,或 mg/kg粪便。

粪便钙网蛋白可能是一个除简明弯曲菌外的细菌性胃肠道感染的恰当标志物。粪便钙网蛋白对病毒感染患者和已知能导致钙网蛋白潜在升高的胃肠道疾病来说不是一个好的标志物。

第八章

其他体液与分泌物检验

第一节 脑脊液检验

脑脊液检验主要包括理学、化学、有形成分及病原学等检验,中枢神经系统任何部位发生感染、肿瘤、外伤等均可引起脑脊液性状和成分改变,从而为中枢神经系统疾病的诊断和治疗提供依据。

一、标本的采集与处理

(1)脑脊液主要由临床医师采集,一般行腰椎穿刺,必要时从小脑延髓池或侧脑室穿刺采集。将脑脊液分别收集于 3 个无菌试管中,每管 1~2 mL,第一管做化学或免疫学检查,第二管做病原微生物学检查,第三管做理学和显微镜检验。

(2)标本采集后无特殊处理要求,应立即送检,不超过 1 小时。久置可致细胞破坏,影响细胞计数及分类检查,葡萄糖分解使含量降低,以及病原菌破坏或溶解。病原微生物检验标本须室温条件下运送,以免冷藏致某些微生物死亡。

(3)细胞计数管应避免标本凝固,遇高蛋白标本时,可用乙二胺四乙酸盐抗凝。

二、理学检验

脑脊液理学检验包括脑脊液颜色、透明度、凝固性、比重。

(一)颜色

1.结果判定

正常为无色透明,病理情况下可有不同改变。

2.临床意义

中枢神经系统发生感染、出血、肿瘤等,以及脑脊液中出现过多的白细胞、红细胞和其他色素时,颜色会发生异常改变。

(1)红色:多见于穿刺损伤出血、蛛网膜下腔出血或脑室出血等。如标本为血性,为区别病理性出血或穿刺损伤,应注意:①将血性脑脊液离心沉淀(1 500 转/分),如上层液体呈黄色,隐血试验阳性,多为病理性出血,且出血时间已超过 4 小时,约90%患者为 12 小时内发生出血;如上层液体澄清无色,红细胞均沉管底,多为穿刺损伤或因病变所致新鲜出血;②显微镜下红细胞皱缩,不仅见于陈旧性出血,在穿刺损伤引起出血时也可见到。因脑脊液渗透压较血浆高所致。

(2)黄色:除陈旧性出血外,脑脊髓肿瘤所致脑脊液滞留时,也可呈黄色;黄疸患者(血清胆红素 171~257 μmol/L)脑脊液也可呈黄色,但前者呈黄色透明胶冻状;橘黄色见于血液降解和进食大量胡萝卜素。

(3)米汤样色:为白细胞计数增多,可见于各种化脓性细菌引起的脑膜炎。

(4)绿色:可见于铜绿假单胞菌、肺炎链球菌、化脓性链球菌引起的脑膜炎。

(5)黑色或褐色:黑色可见于侵犯脑膜的中枢神经系统黑色素瘤;褐色可见于脑出血的康复期。

(二)透明度

1.结果判定

正常为清澈透明;病理情况下可有不同程度的浑浊。

2.临床意义

脑脊液中细胞数$>300\times10^6$/L 或含大量细菌、真菌时呈不同程度浑浊。结核性脑膜炎时呈毛玻璃样浑浊;化脓性脑膜炎时呈脓性浑浊;正常脑脊液可因穿刺过程中带入红细胞而呈轻度浑浊。

(三)凝固性

1.结果判定

静置 24 小时不形成薄膜、凝块或沉淀。

2.临床意义

脑脊液中蛋白质(特别是纤维蛋白原)含量>10 g/L 时出现薄膜、凝块或沉淀,如化脓性脑膜炎在 1~2 小时即可出现肉眼可见的凝块;结核性脑膜炎在12~24 小时形成薄膜或纤细凝块;神经梅毒可出现小絮状凝块;蛛网膜下腔阻塞时呈黄色胶冻状。脑脊液同时存在胶样凝固、黄变症和蛋白质-细胞分离（蛋白质明显升高，细胞计数正常或轻度升高）、隐血试验阴性，称为弗若因综合征，是蛛网膜下腔梗阻的脑脊液特点。

(四)比重

1.方法

采用折射仪法。

2.操作

(1)使用手持折射仪时，用左手指握住橡胶套，右手调节目镜，防止体温传入仪器，影响测量精度。

(2)打开进光板，用柔软绒布将折光棱镜擦拭干净。

(3)将蒸馏水数滴，滴在折光棱镜上，轻轻合上进光板，使溶液均匀分布于棱镜表面，并将仪器进光板对准光源或明亮处，眼睛通过接目镜观察视场，如果视场明暗分界不清楚，则旋转接目镜使视场清晰，再旋转校零螺钉，使明暗分界线置于零位。然后擦净蒸馏水，换上待测脑脊液，此时视场所处相应分划刻度值则为比重。

3.参考区间

腰椎穿刺为 1.006~1.008；脑室穿刺为 1.002~1.004；小脑延髓池穿刺为 1.004~1.008。

4.临床意义

比重升高常见于各种颅内炎症、肿瘤、出血性脑病、尿毒症和糖尿病；比重降低见于脑脊液分泌增多。

三、化学检验

(一)蛋白质定性试验

1.原理

脑脊液中球蛋白与苯酚结合，可形成不溶性蛋白盐而下沉，产生白色浑浊或沉淀，即潘氏试验阳性。

2.试剂

5％酚溶液：取纯酚 25 mL，加蒸馏水至 500 mL，用力振摇，置 37 ℃温箱内 1~2 天，待完全溶解后，置棕色瓶内室温保存。

3.操作

取试剂 2~3 mL，置小试管内，用毛细滴管滴入脑脊液 1~2 滴，衬以黑背景,立即观察结果。

4.结果判定

(1)阴性:清晰透明,不显雾状。

(2)极弱阳性(±):微呈白雾状,在黑色背景下,才能看到。

(3)阳性:(＋)为灰白色云雾状;(＋＋)为白色浑浊状;(＋＋＋)为白色浓絮状沉淀;(＋＋＋＋)为白色凝块状。

5.临床意义

正常时多为阴性。有脑组织和脑膜感染性疾病(如化脓性脑膜炎、结核性脑膜炎、中枢神经系统梅毒、脊髓灰质炎和流行性脑炎等)、蛛网膜下腔出血及蛛网膜下腔梗阻等时常呈阳性反应。脑出血时多呈强阳性反应,如外伤性血液混入脑脊液中,也可呈阳性反应。

(二)蛋白质定量测定

1.原理

磺基水杨酸为生物碱试剂,能沉淀蛋白质,对清蛋白沉淀能力比球蛋白强,加适量硫酸钠后,沉淀清蛋白、球蛋白的能力趋于一致,再与标准蛋白比较进行定量测定,即磺基水杨酸-硫酸钠比浊法。

2.试剂

磺基水杨酸-硫酸钠试剂:取磺基水杨酸 3.0 g 和无水硫酸钠 7.0 g,加蒸馏水至 100 mL。过滤后,储存于棕色瓶中,如显色或混浊则不能用。

3.操作

(1)制备标准曲线:含蛋白质 200 mg/L、400 mg/L、800 mg/L、1 200 mg/L、1 600 mg/L 的稀释混合入血清蛋白标准系列各 0.5 mL,加磺基水杨酸-硫酸钠试剂 4.5 mL,充分混匀 7 分钟后,用 420 nm 波长比浊,以吸光度为纵坐标,蛋白质为横坐标,绘制标准曲线。

(2)样品检测:取待测脑脊液标本各 0.5 mL 于两个试管中,其中一个试管加磺基水杨酸-硫酸钠试剂 4.5 mL,另一个试管加 154 mmol/L 的氯化钠溶液 4.5 mL 作为空白管。在与制作标准曲线相同的条件下比色,所测吸光度可从标准曲线上求得蛋白质浓度。

4.参考区间

腰椎穿刺为 0.2～0.4 g/L;脑室穿刺为 0.05～0.15 g/L;小脑延髓池穿刺为 0.10～0.25 g/L(磺基水杨酸-硫酸钠比浊法)。

5.临床意义

(1)中枢神经系统炎症:脑部感染时,脑膜和脉络丛毛细血管通透性增加,首先是清蛋白升高,随后是球蛋白和纤维蛋白升高。

(2)神经根病变:如梗阻性脑积水、吉兰-巴雷综合征,多数患者有蛋白质升高,而细胞数正常或接近正常,即蛋白-细胞分离现象。

(3)椎管内梗阻:脑与蛛网膜下腔互不相通,血浆蛋白由脊髓静脉渗出时,脑脊液蛋白质含量显著升高,有时达 $30\sim50$ g/L,如脊髓肿瘤、转移癌、粘连性蛛网膜炎等。

(4)其他:早产儿脑脊液蛋白含量可达 2 g/L,新生儿为 $0.8\sim1.0$ g/L,出生 2 个月后逐渐降至正常水平。

6.注意事项

(1)脑脊液如呈混浊外观,应先离心取上清液检查。如蛋白质浓度过高,应先用生理盐水稀释后再测定。

(2)加入磺基水杨酸-硫酸钠试剂的方法、速度,室温和比浊前标本放置时间都会影响实验结果,故操作时应注意控制操作方法和比浊时间与标准曲线制作方法一致。应随气温改变,勤做标准曲线。

四、有形成分分析

(一)操作

1.红细胞计数

(1)澄清标本:可混匀脑脊液后用滴管直接滴入血细胞计数池,静置 1 分钟,在高倍镜下,计数 5 个大方格内红细胞数,乘以 2 即为每微升红细胞数。如用升表示,则再乘以 10^6。

(2)浑浊或血性标本:可用微量吸管吸取混匀的脑脊液 20 μL,加入含红细胞稀释液 0.38 mL 的小试管内,混匀后滴入血细胞计数池内,静置 $2\sim3$ 分钟,在高倍镜下,计数中央大方格内四角和正中 5 个中方格内红细胞数,乘以 1 000 即为每升脑脊液的细胞总数。对压线细胞按"数上不数下、数左不数右"的原则。

2.白细胞计数

(1)非血性标本:小试管内加入冰醋酸 $1\sim2$ 滴,转动试管,使内壁沾有冰醋酸后倾去,然后滴加混匀脑脊液 $3\sim4$ 滴,数分钟后,混匀充入计数池,按血液白细胞计数法计数。

(2)混浊或血性标本:将混匀脑脊液用 1% 冰醋酸溶液按血液白细胞计数法

稀释后进行计数。为去除因出血而来的白细胞数,用下式公式进行校正。

脑脊液白细胞校正数=脑脊液白细胞计数值-出血增加的白细胞数

出血增加的白细胞数=外周血白细胞数×脑脊液红细胞数/外周血红细胞数

3.细胞分类

(1)直接分类法:白细胞计数后,将低倍镜换为高倍镜,直接在高倍镜下根据细胞核形态分别计数单个核细胞(包括淋巴细胞、单核细胞)和多个核细胞,应数100个白细胞,并以百分率表示。若白细胞计数<100个,应直接写出单个核、多个核细胞的具体数字。

(2)染色分类法:如直接分类法不易区分细胞或临床需细胞分类结果时,可将脑脊液离心沉淀,取沉淀物2滴,加正常血清1滴,推片制成均匀薄膜,置室温或37 ℃温箱内待干,行瑞氏染色后用高倍镜或油镜分类。如见有不能分类的细胞,应请有经验技术人员复核,并另行描述报告,如脑膜白血病或肿瘤细胞。最好取0.5 mL脑脊液用玻片离心沉淀仪制片后染色分类,可最大限度地获取全部细胞,并保持细胞完整性,脑脊液中找到癌细胞是临床确诊脑膜癌重要手段。

(二)参考区间

1.红细胞计数

红细胞计数:0×10^6/L。

2.白细胞计数

白细胞计数:成人为$(0 \sim 8) \times 10^6$/L,儿童为$(0 \sim 15) \times 10^6$/L,新生儿为$(0 \sim 30) \times 10^6$/L。

3.细胞分类

淋巴细胞:成人为$40\% \sim 80\%$,新生儿为$5\% \sim 35\%$。单核细胞:成人为$15\% \sim 45\%$,新生儿为$50\% \sim 90\%$。中性粒细胞:成人$<6\%$,新生儿$<8\%$。

(三)注意事项

(1)计数应在标本采集后1小时内完成。如放置过久,细胞会破坏、沉淀或纤维蛋白凝集,导致计数不准确。

(2)细胞计数时,应注意新型隐球菌与白细胞区别。前者不溶于醋酸,加优质墨汁后可见不着色荚膜。

(3)使用计数板后应立即清洗,以免细胞或其他成分黏附在计数板上,影响使用。

(四)临床意义

(1)中枢神经系统病变的脑脊液细胞数可增多,其增多程度及细胞种类与病变性质有关。

(2)中枢神经系统病毒感染、结核性或真菌性脑膜炎时,细胞数可中度增加,常以淋巴细胞为主,早期伴有中性粒细胞及单核细胞。

(3)细菌感染时,如化脓性脑膜炎者细胞数显著增加,早期以中性粒细胞为主。

(4)脑寄生虫病时,可见较多嗜酸性粒细胞。

(5)脑室或蛛网膜下腔出血时,脑脊液内可见多数红细胞,红细胞吞噬细胞及含铁血黄素细胞。

(6)脑膜白血病和脑膜癌时,可见白血病细胞或癌细胞。

五、病原学检查

脑脊液病原学检查包括革兰染色检查细菌、抗酸染色检查结合分枝杆菌、湿片法寄生虫检查、墨汁染色新型隐球菌检查。

第二节 痰 液 检 验

痰液是肺泡、支气管和气管分泌物,痰液检验对某些呼吸系统疾病,如肺结核、肺吸虫、肺部肿瘤、支气管哮喘、支气管扩张和慢性支气管炎等诊断、疗效观察和预后判断有一定价值。

一、标本的采集与处理

(一)操作

1.痰常规标本

嘱患者晨起用清水漱口,然后用力咳出 1～2 口痰液,盛于蜡纸盒或广口容器内。如查癌细胞,容器内应放 10%甲醛溶液或 95%乙醇溶液固定后送检。

2.痰培养标本

清晨痰量多,含菌量也大,嘱患者先用复方硼砂含漱液,再用清水漱口,除去口腔中细菌,深吸气后用力咳出 1～2 口痰液盛于灭菌培养皿或瓶中,及时送检。

3.24 小时痰标本

容器上贴好标签,注明起止时间,嘱患者将晨 7 时至次日 7 时的痰液全部留在容器中送检,不可将漱口液、唾液等混入。

(二)注意事项

痰液标本收集法因检验目的不同而异,主要用自然咳痰法。采集容器须加盖,痰液勿污染容器外(用不吸水容器盛留)。

(1)痰液一般检查应收集新鲜痰,以清晨第一口痰为宜。患者起床后刷牙,漱口(用 3% H_2O_2 及清水漱 3 次),用力咳出气管深处呼吸道分泌物,勿混入唾液、鼻咽分泌物和漱口水,及时送检。适用于常规检验、一般细菌检验及结核菌检验。

(2)细胞学检查用上午 9~10 点深咳痰液及时送检(清晨第一口痰在呼吸道停留时间久,细胞可发生自溶破坏或变性而结构不清)。应尽量送含血痰液。

(3)浓缩法找抗酸杆菌应留 24 小时痰(痰量≥5 mL),细菌检验应避免口腔、鼻咽分泌物污染。

(4)幼儿痰液收集困难时,可用消毒棉拭子刺激喉部引起咳嗽反射,用棉拭子采取标本。

(5)对无痰或少痰患者可用经 45 ℃加温 100 g/L 氯化钠水溶液雾化吸入,促使痰液咳出;对小儿可轻压胸骨柄上方,诱导咳痰;昏迷患者可清洁口腔后用负压吸引法吸取痰液。

(6)观察每天痰排出量和分层时,须将痰放入广口容器内,可加少量苯酚防腐。

(7)标本不能及时送检,可暂时冷藏保存,但不宜超过 24 小时。

(8)检验完毕后,标本及容器应按生物危害物处理。

二、理学检验

痰液理学检验有检测痰液的量、颜色、气味、性状等理学指标,为呼吸系统疾病诊断及疗效判断提供依据。

(一)结果判定

1.量

量以 mL/24 h 单位,无痰或仅有少量泡沫样或黏液样痰。

2.颜色

白色或灰白色。

3.气味

无特殊气味。

4.性状

性状呈泡沫状或稍黏稠样。

5.异物

无异物。

(二)临床意义

1.量

量增多见于慢性支气管炎、支气管扩张、肺脓肿、肺结核、脓胸和支气管破裂。

2.颜色

黄色或黄绿色见于呼吸道化脓性感染;铁锈色见于大叶性肺炎;咖啡色见于阿米巴脓肿;绿色见于铜绿假单胞菌感染、肺肿瘤;红色见于急性心力衰竭、肺梗死、出血、肺结核或肺肿瘤等。

3.性状

黏液性见于气管炎、哮喘、大叶性肺炎等;浆液性见于肺水肿;脓性见于肺脓肿、脓胸、支气管扩张等;黏液脓性见于慢性支气管炎、支气管扩张、肺结核等;浆液脓性见于肺脓肿、肺组织坏死等;血性见于肺结核、肺吸虫、支气管扩张等;支气管管型见于大叶性肺炎、慢性支气管炎、纤维性支气管炎;痰块见于慢性支气管炎、支气管扩张等。

三、有形成分分析

(一)试剂与器材

1.试剂

革兰染液、瑞-吉染液、苏木精-伊红染液和巴氏染液。

2.器材

显微镜、载玻片、盖玻片和培养皿。

(二)操作

1.直接涂片法

(1)制备涂片:将痰液滴于载玻片上,加盖玻片。

(2)显微镜观察:先低倍镜观察全片,再用高倍镜观察视野内白细胞、红细胞和上皮细胞等有形成分。

2.涂片染色法

(1)制备和固定涂片:常规制备痰液涂片,用固定液固定10分钟。

(2)染色:根据不同的目的做不同染色。

(3)显微镜观察:先低倍镜观察全片,再用高倍镜观察各种有形成分及其形态变化。

(三)结果判定

正常情况下,痰液中无红细胞,可见少量上皮细胞、白细胞和肺泡巨噬细胞,如找到其他有形成分应如实报告。

(四)临床意义

1.红细胞

红细胞在脓性、黏液性、血性痰中可见,且多已破坏,形态不完整。

2.白细胞

中性粒细胞增多见于炎症,且多已退化、变形。嗜酸性粒细胞增多见于支气管哮喘、过敏性支气管炎和肺吸虫病等。

3.上皮细胞

鳞状上皮细胞见于急性喉炎;柱状上皮细胞见于支气管哮喘、急性支气管炎。

4.弹力纤维

弹力纤维为均匀细长、弯曲、折光性强、轮廓清晰条状物,末端分叉,无色或微黄,加10 g/L伊红乙醇溶液1滴可染成红色,植物纤维不着色。见于肺脓肿和肺癌患者。

5.夏科-雷登结晶

夏科-雷登结晶为菱形无色透明结晶,两端尖长,大小不等,折光性强,实质为破裂融合嗜酸性粒细胞颗粒。常与嗜酸性粒细胞、库什曼螺旋体并存。见于肺吸虫病和支气管哮喘等。

6.肺泡吞噬细胞

肺泡吞噬细胞存在于肺泡间隔内,可通过肺泡壁进入肺泡,为大单核细胞或肺泡上皮细胞。吞噬尘粒和其他异物后形成尘细胞或载碳细胞,见于过量吸烟、烟尘环境中生活;吞噬红细胞后称为含铁血黄素细胞或心力衰竭细胞,见于肺部长期淤血、心力衰竭、肺炎、肺气肿、肺栓塞、肺出血。

7.肿瘤细胞

肿瘤细胞见于原发性或转移性肺癌。

8.寄生虫和虫卵

可查到阿米巴滋养体、卡氏肺孢子虫、细粒棘球蚴和多房棘球蚴,当肺内寄生的棘球蚴囊壁破裂时,患者痰中可查到原头蚴和囊壁碎片。卫氏并殖吸虫卵,尤其是有脓血性痰的肺吸虫患者多能查到虫卵。

9.细菌检查

取痰液涂片,干燥后行革兰染色,查找细菌、螺旋体、梭形杆菌和真菌等;用抗酸染色找抗酸杆菌。出现真菌孢子见于严重免疫功能低下者、广谱抗生素及肾上腺皮质激素的大剂量使用、严重糖尿病、白血病和白细胞计数减少患者继发感染。

第三节　浆膜腔积液检验

正常情况下,人体浆膜腔内含少量起润滑作用的液体。病理情况下,浆膜腔内因大量液体潴留而形成浆膜腔积液,按积液部位不同分为胸腔积液、腹水、心包腔积液和关节腔积液;按积液性质不同分为漏出液和渗出液。浆膜腔积液检验主要包括理学检验、化学检验和有形成分分析,在漏出液和渗出液、癌性和非癌性积液、结核性和非结核性积液的鉴别诊断及寻找致病原因等方面具有重要意义。

一、标本的采集与处理

(1)浆膜腔积液的采集由临床相关科室医师穿刺获得,放置引流的患者直接从引流管内接取,留取中段液体置于无菌容器内。

(2)常规检测及细胞学检查留取 2 mL,化学分析留取 2 mL,厌氧培养留取 1 mL,检查抗酸杆菌则留取 10 mL。

(3)为防止积液凝固,进行细胞涂片检查应加入 100 g/L 乙二胺四乙酸钠盐或钾盐进行抗凝处理,每 0.1 mL 抗凝剂可抗凝 6 mL 浆膜腔积液;生化检查及 pH 测定采用肝素抗凝处理;除留取上述样本,还需另留一管不添加抗凝剂,观察有无凝块。

(4)由穿刺取得的标本为防止细胞变性、出现凝块或细菌破坏自溶等,标本需及时送检。若无法及时送检,可加入10%乙醇置2～4℃保存,不宜超过2小时。

(5)检验后标本和容器均需消毒处理。

二、理学检验

(一)原理

因漏出液与渗出液产生机制不同,其理学性质如颜色、透明度、凝固性等也有所不同,可通过肉眼和感官方法区别。

(二)器材

比重计、折射仪、pH试纸或pH计。

(三)操作

(1)肉眼观察浆膜腔积液颜色并直接记录。

(2)观察透明度时可轻摇标本,肉眼观察浆膜腔积液透明度的变化。

(3)倾斜浆膜腔积液试管,肉眼观察有无凝块形成。

(4)测比密前,标本应充分混匀。

(5)采用pH试纸或pH计测量浆膜腔积液的酸碱度。

(四)临床意义

1.颜色

通常漏出液呈清亮、淡黄色液体。红色见于恶性肿瘤、结核病急性期等;黄色见于各种原因引起的黄疸;绿色见于铜绿假单胞菌感染;乳白色见于化脓性感染、胸导管或淋巴管阻塞性疾病;黑色见于曲霉感染;棕色或咖啡色见于恶性肿瘤、内脏损伤、出血性疾病、穿刺损伤和阿米巴脓肿破溃入浆膜腔等;草绿色见于尿毒症引起的心包积液。

2.透明度

通常漏出液是清晰透明。透明度与积液所含细胞、细菌及蛋白质的含量有关。渗出液因含细菌、细胞、蛋白质呈不同程度的混浊;漏出液因含细胞、蛋白质计数少,无细菌而清晰透明。

3.凝固性

渗出液含有纤维蛋白原等凝血因子易自行凝固或有凝块产生,漏出液不凝固。

4.比重

渗出液因含蛋白质、细胞较多而比重常＞1.018；漏出液因含溶质少，常＜1.015。

5.酸碱度

通常漏出液 pH 为 7.4～7.5。降低见于感染性浆膜炎及风湿性疾病等继发性浆膜炎。

三、化学检验

(一)浆膜腔积液黏蛋白定性试验

1.原理

渗出液中含大量浆膜黏蛋白，在酸性条件下可产生白色雾状沉淀，即李凡他试验阳性。

2.操作

取 100 mL 量筒，加蒸馏水 100 mL，滴入冰醋酸 0.1 mL，充分混匀(pH 为 3～5)，静止数分钟，将积液靠近量筒液面逐滴轻轻滴下，在黑色背景下，观察白色雾状沉淀发生及其下降速度等。

3.试剂与器材

冰醋酸、蒸馏水和量筒。

4.结果判定

(1)阴性：清晰不显雾状。

(2)可疑：(±)渐呈白雾状。

(3)阳性：(＋)呈白雾状；(＋＋)呈白薄云状；(＋＋＋)呈白浓云状。

5.临床意义

主要用于漏出液和渗出液鉴别，漏出液为阴性，渗出液为阳性。

(二)浆膜腔积液蛋白质定量试验

1.方法

采用双缩脲法。

2.临床意义

(1)主要用于漏出液和渗出液鉴别。漏出液＜25 g/L，渗出液＞30 g/L。

(2)炎症性疾病(化脓性、结核性等)浆膜腔积液蛋白质含量多＞40 g/L；恶性肿瘤为 20～40 g/L；肝静脉血栓形成综合征为 40～60 g/L；淤血性心功能不全、肾病综合征蛋白浓度最低，多为 1～10 g/L；肝硬化患者腹水蛋白质多为 5～20 g/L。

(三)浆膜腔积液葡萄糖测定

1.方法

采用己糖激酶法。

2.临床意义

通常漏出液葡萄糖为 3.6～5.5 mmol/L。降低见于风湿性积液、积脓、结核性积液、恶性积液或食管破裂等。胸腔积液葡萄糖含量＜3.3 mmol/L,或胸腔积液与血清葡萄糖比值＜0.5,多见于类风湿性积液、恶性积液、非化脓性感染性积液和食管破裂性积液等。

(四)浆膜腔积液酶类测定

1.乳酸脱氢酶测定

(1)方法:采用酶速率法。

(2)临床意义:主要用于漏出液与渗出液鉴别诊断。漏出液＜200 U/L,渗出液＞200 U/L。积液与血清乳酸脱氢酶之比＜0.6 时,为漏出液;积液与血清乳酸脱氢酶之比＞0.6 时,为渗出液。渗出液中化脓性感染升高最为显著,均值可达正常血清 30 倍,其次为恶性积液;结核性积液略高于正常血清。恶性胸腔积液血清乳酸脱氢酶约为自身血清 3.5 倍,而良性积液约为 2.5 倍。

2.腺苷脱氨酶测定

(1)方法:采用酶速率法。

(2)临床意义:主要用于鉴别结核性和恶性积液。结核性积液血清腺苷脱氨酶活性明显升高,常＞40 U/L,甚至超过 100 U/L,抗结核治疗有效时,血清腺苷脱氨酶活性随之降低。

3.淀粉酶测定

(1)方法:采用酶速率法。

(2)临床意义:主要用于判断胰源性腹水和食管破裂性胸腔积液。胸腔积液淀粉酶升高(＞300 U/L),多见于食管穿孔及胰腺外伤合并胸腔积液,原发性或继发性肺腺癌胸腔积液血清淀粉酶显著升高。

胰腺的各类炎症、肿瘤或损伤时,腹水血清淀粉酶水平可高出血清数倍至几十倍。也可见于胃穿孔、十二指肠穿孔、急性肠系膜血栓形成和小肠狭窄等。

四、有形成分分析

(一)原理

根据浆膜腔积液中的各种细胞形态特点,通过计算一定体积的浆膜腔液体内细胞数或将标本染色分类计数,计算出浆膜腔积液中各种细胞的数量或百分比。

(二)试剂与器材

1.试剂

冰醋酸、白细胞稀释液、瑞氏染液或瑞-吉染液。

2.器材

试管、吸管、玻棒、改良牛鲍计数板、盖玻片和显微镜。

(三)操作

1.细胞总数及有核细胞计数

细胞数较多的应用稀释法进行检查。

2.细胞形态学检查及分类

(1)直接分类法:高倍镜下根据有核细胞的核有无分叶分别计数单个核细胞和多核细胞,计数 100 个有核细胞,以比例或百分比表示。

(2)染色分类法:穿刺液应在抽出后立即离心,用沉淀物涂片 3～5 张,也可用细胞玻片离心沉淀收集细胞,以瑞氏或瑞-吉染色法进行分类。必要时,制备稍厚涂片,湿固定 30 分钟,做苏木素-伊红或巴氏染色查找癌细胞。恶性肿瘤性积液主要为腺癌,其次为鳞癌、间皮瘤等。漏出液中细胞较少,以淋巴细胞和间皮细胞为主;渗出液中细胞种类较多。

3.其他有形成分

(1)结晶:胆固醇结晶见于脂肪变性的陈旧性胸腔积液、胆固醇性胸膜炎所致积液;积液中伴嗜酸性粒细胞计数增多时,可见有夏科-雷登结晶。

(2)染色体:染色体检查是诊断恶性肿瘤的有效检查方法之一,癌性积液细胞染色体变化主要有染色体数量异常、染色体形态异常的标志染色体。

(3)病原微生物检查。①细菌:对怀疑为渗出液的样本,应进行无菌操作离心沉淀后细菌培养和涂片染色检查。临床上可见的细菌有结核杆菌、大肠埃希菌、铜绿假单胞菌等。②寄生虫及虫卵:积液离心沉淀后,涂片观察有无寄生虫及虫卵。乳糜性积液注意观察有无微丝蚴;棘球蚴病所致的积液中可见到棘球蚴头节;阿米巴病的积液中可见阿米巴滋养体。

(四)临床意义

(1)通常漏出液$<100\times10^6$/L,渗出液$>500\times10^6$/L。少量红细胞多见于穿刺损伤,对渗出液和漏出液的鉴别意义不大;大量红细胞提示为出血性渗出液,主要见于恶性肿瘤(最常见)、穿刺损伤及肺栓塞等。

(2)中性粒细胞计数增多(>50%)常见于急性炎症(如类肺炎性胸腔积液)。

(3)淋巴细胞计数增多(>50%)常见于漏出液、结核、肿瘤、冠状动脉分流术、淋巴增生性疾病和乳糜性积液。

(4)嗜酸性粒细胞计数增多(>10%)常见于气胸、肺栓塞、外伤性血胸、胸管反应和寄生虫病等。

(5)源自实体肿瘤的肿瘤细胞常见于转移性肿瘤。原始细胞常见于造血系统恶性肿瘤。

(6)胆固醇结晶见于陈旧性胸腔积液和胆固醇胸膜炎积液;含铁血黄素颗粒见于浆膜腔出血。

(7)乳糜性积液离心后沉淀物中可查有无微丝蚴;包虫性胸腔积液可查有无棘球蚴头节和小钩;阿米巴性积液可查有无阿米巴滋养体。

(五)注意事项

标本采集后及时送检,收到标本后应立即检查,以免积液凝固或细胞破坏使结果不准确。计数前,标本必须混匀。因穿刺损伤血管,引起血性浆膜腔积液,白细胞计数结果必须校正,以剔除因出血而带来白细胞。涂片染色分类计数时,离心速度不能太快,否则细胞形态受影响,涂片固定时间不能太长,更不能高温固定,以免细胞皱缩。

第四节　精　液　检　验

精液是男性生殖器官和附属性腺分泌液体,主要由精子和精浆组成。精液检验包括理学检验、有形成分分析等,为男性生殖系统疾病的诊断、预后判断,以及男性生育能力的评价提供依据。

一、标本的采集与处理

(一)精液标本的采集

(1)采样前禁欲时间为2～7天。如需多次采集标本,每次禁欲时间天数均应尽可能一致。3个月内至少应检查2次,2次间隔时间应>7天,但不超过

3周。

（2）应提供患者关于精液标本采集的清晰的书面和口头的指导，应强调精液标本采集必须完整，应要求患者告知精液标本是否有部分丢失的情况。

（3）使用专用或指定清洁干燥广口带刻度容器收集精液。仅在特殊情况下，可使用专门为采集精液设计的无毒性避孕套来采集标本。

（4）容器应保持在 20～37 ℃环境中，并尽快送检。容器必须注明患者姓名和/或识别号（标本号或条码），标本采集日期和时间。

（5）应将 1 次射精精液全部送检。如标本不完整，应在检验报告中注明。

（二）精液标本的处理

收到标本记录留取时间后，应立即加盖保存于 37 ℃环境中观察液化时间。精液内可能含有乙型肝炎病毒、人类免疫缺陷病毒和疱疹病毒等，故精液和相关使用过的器材应按潜在生物危害物进行处理。

二、理学检验

精液理学检验步骤：①开始 5 分钟，将标本容器置 37 ℃环境，待精液液化；②30～60 分钟，评估精液液化时间、外观、精液量、精液 pH、精子活力、精子数量、精子存活率、混合抗球蛋白反应试验、过氧化物酶试验和免疫珠试验；③3 小时内，标本送至微生物实验室；④4 小时后，评估精子形态学，如需要测定附属性腺标志物和间接免疫珠试验。

理学检验包括精液外观、精液量、黏稠度、液化时间和酸碱度等。

（一）精液外观

正常精液外观呈均质性、灰白色，精子浓度非常低时，精液略显透明。有红细胞时（血精）精液呈红褐色，黄疸患者和服用维生素或药物者的精液可呈黄色。

（二）精液量

正常 1 次射精精液量为 1.5～6.8 mL。推荐采用称重法测量精液量；或将精液标本直接采集到一个改良的广口带刻度玻璃量杯中，直接从刻度上读取精液体积（精确到 0.1 mL），不推荐将精液吸到移液管或注射器，或倒入量筒来测量体积。精液量减少见于射精管阻塞、先天性双侧输精管缺如或精囊腺发育不良，也可能是采集问题、不完全逆行射精或雄激素缺乏。精液量增多见于附性腺活动性炎症。

（三）黏稠度

精液液化后，用一次性广口径（直径约 1.5 mm）移液管吸入精液，然后让精液靠重力滴落,观察拉丝长度。或将一玻棒插入标本,提起玻棒,观察拉丝长度。正常精液形成不连续的小滴,拉丝长度<2 cm。

(四)液化时间

精液射到收集容器后很快呈现典型的半固体凝胶的团块。通常,在室温或37 ℃孵箱内几分钟内,精液开始液化(变得稀薄),精液标本在15分钟内常完全液化,很少超过60分钟。若液化时间超过60分钟则为异常,应做记录。正常液化的精液标本可能含有不液化的胶冻状颗粒,无任何临床意义。

(五)酸碱度

pH应在液化后测量,最好在30分钟后,宜使用测量范围为6～10的pH试纸来测量酸碱度。正常精液pH为7.2～8.0(平均7.8)。pH<7并伴有精液量减少和精子数量少,可能存在射精管阻塞、先天性双侧输精管缺如或精囊腺发育不良。pH升高不能提供有用的临床信息。

三、有形成分分析

测定精液中精子、生精细胞及上皮细胞等有形成分,为评价男性生育功能、捐精者精液质量、输精管结扎术后疗效和法医学鉴定提供依据。精子存活率通过检测精子膜的完整性来评价,常用染料拒染法或低渗膨胀试验来鉴别细胞膜完整的精子,从而得出活精子的百分率。

(一)分析方法

1.伊红染色法

(1)试剂:5 g/L伊红Y染色液。

(2)操作:①在载玻片上加新鲜精液和伊红Y染色液各1滴,混匀后加上盖玻片;30秒后在高倍镜下观察,活精子头部呈白色或淡粉红色不着色,死精子头部呈红色或暗粉红色;②计数200个精子,计算未着色(活精子)的百分率。

2.伊红-苯胺黑染色法

(1)试剂。①伊红Y染色液:将0.7 g伊红Y和0.9 g氯化钠溶入100 mL纯净水中;②伊红-苯胺黑染色液:将10 g苯胺黑加到配好的100 mL伊红Y溶液中,加热至沸腾,然后冷却至室温,用滤纸过滤,存储于黑色密封玻璃瓶中。

(2)操作:①取小试管,加新鲜精液和伊红Y染色液各1滴,混匀;②30秒后加苯胺黑溶液3滴,混匀;③30秒后在载玻片上加精液、伊红-苯胺黑染色液的混合液1滴,制成涂片,待干;④油镜下观察,活精子为白色,死精子染成红色或暗粉红色,背景呈黑色。计数 200 个精子,计算未着色(活精子)百分率。

3.精子低渗膨胀试验

精子低渗膨胀试验作为染料拒染法的替代试验,当必须避免精子染色的时候,可采用此法。

(1)试剂。膨胀液:枸橼酸钠 0.7 g,果糖 1.4 g,加蒸馏水至 100 mL。分装,−20 ℃冷冻保存,使用前解冻,并充分混匀。

(2)操作:①取小试管,加 1 mL 膨胀液,37 ℃预温 5 分钟;②加 0.1 mL 液化精液,轻轻搅匀,37 ℃孵育至少 30 分钟;③在相差显微镜高倍视野下观察,发生膨胀的精子通过精子形状的改变来辨别。如精子尾部卷曲为活精子。计数 200 个精子,计算膨胀精子的百分率。

(二)参考区间

精子存活率为 58%～91%。

(三)临床意义

精子存活率与活动率主要用于男性不育症检查,两者降低示男性生育力下降。精子活动率降低可见于精索静脉曲张;淋病、梅毒等生殖系统感染;高温环境、放射线等物理因素;应用某些抗代谢药、抗疟药、雌激素等;存在抗精子抗体等免疫因素。精子活动率低于 40% 可导致不育。

(四)注意事项

(1)标本应注意保暖,宜在保温镜台上进行观察。如室温低于 10 ℃时,应将标本先放入 37 ℃温育 5 分钟后镜检。

(2)精子湿片检查若不活动精子过多,应采用体外活体染色法观察活精子数进行确证。湿片法和染色法操作简单,适合临床初筛检查。

(3)某些标本试验前就有尾部卷曲的精子,在精子低渗膨胀试验前,计算未处理标本中尾部卷曲精子的百分数,实际精子低渗膨胀试验结果百分率就等于测定值减去未处理标本中尾部卷曲精子百分率。

第五节　阴道分泌物检验

阴道分泌物检验包括理学检验、化学检验、有形成分分析等,是妇科检查的常规项目,对于女性生殖系统炎症、肿瘤等疾病的诊断,是临床诊断阴道疾病的重要依据。

一、标本的采集与处理

(一)采集

由临床医师负责采集。采集容器应清洁,一般采用生理盐水浸湿的棉拭子于阴道深部或阴道后穹隆、宫颈口等处取材,采用生理盐水涂片法观察阴道分泌物,或用生理盐水悬滴法观察滴虫。

(二)处理

取得标本后应立即送检。月经期间不宜进行阴道分泌物检验。检测完毕的标本须按潜在生物危害物处理。

二、理学检验

(一)外观

1.结果判定

阴道分泌物正常为白色稀糊状、无气味、量多少不等,与生殖器官充血和雌激素水平有关。近排卵期时量增多,清澈透明、稀薄;排卵期 2 天后量少、浑浊、黏稠;月经前期量又增加;妊娠期量较多。

2.临床意义

阴道分泌物外观呈脓性、黄色或黄绿色、味臭,多见于滴虫性或化脓性阴道炎等;呈脓性泡沫状,多见于滴虫性阴道炎;呈豆腐渣样,多见于真菌性阴道炎;呈黄色水样,多见于子宫黏膜下肌瘤、宫颈癌、输卵管癌等引起的组织变性坏死;呈血性伴特殊臭味多见于恶性肿瘤、宫颈息肉、老年性阴道炎、慢性宫颈炎及使用宫内节育器不良反应等;呈灰白色、奶油状和稀薄均匀状,多见于细菌性阴道病,如阴道加德纳菌感染;呈无色透明黏液性状,见于应用雌激素后和卵巢颗粒细胞瘤。

(二)酸碱度

1.结果判定

正常阴道分泌物呈酸性,pH 为 4.0～4.5。

2.临床意义

pH 升高见于各种阴道炎、幼女和绝经后的妇女。

三、化学检验

阴道分泌物化学检验主要包括 H_2O_2、白细胞酯酶、唾液酸酶的检验。

(一)原理

样品中的 H_2O_2 经过氧化物酶作用,释放出新生态氧,后者在安替吡啉存在下,使 N-乙基-N-(2-羟基-3-磺丙基)-3-甲基苯胺钠盐氧化,呈现红色或紫红色,呈色深度与 H_2O_2 浓度成正比。白细胞酯酶通过水解 X-醋酸盐,释放出溴吲哚基,后者在氧存在的条件下呈蓝色,呈色深度与白细胞酯酶活性成正比。唾液酸苷酶能水解 X-乙酰神经氨酸,释放出溴吲哚基,与重氮盐反应呈红色或紫色,呈色深度与唾液酸苷酶活性成正比。

(二)操作

参照相应试剂盒说明书的操作步骤。

(三)临床意义

(1) H_2O_2 反映阴道分泌物中有益菌的多少,阴性表明乳酸杆菌多,阳性表明阴道环境可能处于病理或亚健康状态。

(2)白细胞酯酶反映阴道分泌物中白细胞计数的多少,阳性表明白细胞计数>15 个/高倍视野,可能有阴道炎。

(3)唾液酸酶阳性可能与细菌性阴道病、生殖道肿瘤或其他炎症等有关。

四、有形成分分析

(一)阴道清洁度检查

1.操作

阴道分泌物直接涂片或加少量生理盐水混合后均匀涂片,镜下观察清洁度和有无特殊细胞等。必要时进一步染色观察。

2.结果判定

阴道清洁度根据上皮细胞、白细胞、乳酸杆菌和杂菌数量多少分成 Ⅰ～Ⅳ度,判定结果见表 8-1。

表 8-1　阴道涂片清洁度判定表

清洁度	杆菌	球菌	上皮细胞	白细胞(或脓细胞)
Ⅰ	多	—	满视野	0～5 个/高倍视野
Ⅱ	中	少	1/2 视野	5～15 个/高倍视野

续表

清洁度	杆菌	球菌	上皮细胞	白细胞(或脓细胞)
Ⅲ	少	多	少量	15～30 个/高倍视野
Ⅳ	—	大量	—	>30 个/高倍视野

3.临床意义

清洁度在Ⅰ～Ⅱ度为正常;Ⅲ度提示阴道炎、宫颈炎等;Ⅳ度提示炎症加重,如滴虫性阴道炎、淋球菌性阴道炎、细菌性阴道病等。单纯不清洁,且无滴虫和真菌者,可见于细菌性阴道病。

4.注意事项

(1)育龄期妇女阴道清洁度与性激素分泌变化有关,排卵前期阴道趋于清洁,卵巢功能不足或病原体侵袭时,阴道感染杂菌,清洁度下降,因此阴道清洁度检查的最佳时间为排卵期。

(2)所用玻片须洁净,生理盐水新鲜,标本应避免污染。涂片应均匀,对可疑阳性标本或与临床诊断不符时应复查。

(二)滴虫检查

阴道毛滴虫呈颈宽尾尖倒置梨形,大小为白细胞的 2～3 倍,顶端有鞭毛 4 根,活动的最适 pH 为 5.5～6.0,在 25～42 ℃下运动活泼,标本要采取保温措施。发现滴虫是滴虫性阴道炎的诊断依据。

(三)真菌检查

一般采用生理盐水涂片法显微镜下观察,为提高阳性率,可在玻片上滴加1滴10%的氢氧化钾溶液混合后镜检。可见真菌孢子呈卵圆形,有芽生孢子及假菌丝,假菌丝与出芽细胞连接成链状或分枝状。发现真菌是真菌性阴道炎的诊断依据。

(四)线索细胞检查

线索细胞为鳞状上皮细胞黏附有大量加德纳菌和厌氧菌,使细胞边缘呈锯齿状,核模糊不清,表面毛糙,有斑点和大量细小颗粒。涂片革兰染色显示,黏附于上皮细胞表面的细菌为革兰阴性或染色不定球杆菌,其中,柯氏动弯杆菌是一短小的(平均约 1.5 μm)革兰染色不定菌,羞怯动弯杆菌是一长的(平均约 3.0 μm)革兰染色阴性菌,阴道加德纳菌是一微需氧的、多形性的革兰染色不定杆菌。发现线索细胞是细菌性阴道病的诊断依据。

第六节　胃液和十二指肠引流液检验

一、胃液检验

(一)理学检验

1.量

在空腹不受刺激的情况下,24 小时胃液分泌量为 1.2～1.5 L,正常空腹 12 小时的胃液残余量约为 50 mL。在插管成功后持续负压吸引 1 小时所得的胃液总量称为基础胃液量,正常为 10～100 mL。若＞100 mL 为增多,常见于胃分泌增多、胃排空障碍、十二指肠液反流等。若胃液量＜10 mL 为减少,主要见于萎缩性胃炎、胃蠕动功能亢进等。

2.颜色

正常胃液为无色透明液体,不含血液、胆汁,无食物残渣。

(1)混浊灰白色:混有大量黏液所致。

(2)鲜红血丝:多因插胃管时损伤胃黏膜所致。

(3)棕褐色:胃内出血与胃酸作用所致,见于胃炎、胃溃疡、胃癌等。

(4)咖啡渣样:胃内有大量陈旧性出血,见于胃癌、胃溃疡及糜烂性胃炎等。

(5)黄色、黄绿色:混有胆汁,见于插管时引起的恶心、呕吐,以及幽门闭锁不全、十二指肠狭窄等所致的胆汁反流等。

3.黏液

正常胃液中有少量分布均匀的黏液。当胃液中出现大量黏液时,提示胃有炎症,特别是慢性炎症。黏液一般呈弱碱性,大量增多时可影响胃液的酸度。

4.气味

正常胃液可略带酸味,而无其他臭味。消化不良或明显的胃液潴留、有机酸增多时可出现发酵味,见于幽门梗阻、胃张力高度缺乏。氨味见于尿毒症,恶臭味见于晚期胃癌,粪臭味见于小肠低位梗阻、胃大肠瘘等。

5.食物残渣

空腹 12 小时后的正常胃液内无食物残渣。若胃排空障碍,如胃扩张、胃下垂、幽门溃疡、幽门梗阻及胃蠕动功能减退时,胃液中常出现食物残渣,甚至呈食糜样。

6.组织碎片

正常胃液中无组织碎片。胃癌、胃溃疡患者胃液中有时会出现组织碎片,必要时可将组织碎片做病理检查以协助诊断。

7.酸碱度

正常胃液 pH 为 0.9～1.8。低酸 pH 为 3.5～7.0,pH>7.0 为无酸。

(1)胃酸 pH 降低:萎缩性胃炎、胃癌、继发性缺铁性贫血、胃扩张、甲状腺功能亢进等。

(2)胃酸 pH 升高:十二指肠球部溃疡、胃泌素瘤、幽门梗阻、慢性胆囊炎等。

8.分层

正常胃液放置片刻后形成不很明显的两层,上层为少量黏液(多为咽下的鼻咽部黏液),下层为无色透明的胃液层。病理情况下,如胃癌、幽门梗阻时,胃液可分为 3 层,上层为黏液,中间为胃液,下层为食物残渣或坏死组织。

(二)化学检验

1.胃酸分泌量测定

胃酸分泌量测定以五肽胃泌素等做刺激物,定时留取基础胃液,测定单位时间内胃酸的分泌量。

(1)参考值:基础胃酸分泌量为 3.9±2.0 mmol/h(很少超过 5 mmol/h)。最大胃酸分泌量为 3～23 mmol/h(男),女性略低。高峰胃酸分泌量为 20.6±8.4 mmol/h。基础胃酸分泌量/最大胃酸分泌量为 0.2。

(2)临床意义:影响胃酸分泌的因素很多,尽管采集标本、试验方法满意,但其检测仍可受患者的性别、精神、年龄、食欲、酒烟嗜好等影响。故胃酸分泌量测定对诊断疾病的特异性较差,仅在十二指肠溃疡、胃泌素瘤、胃癌等的诊断中有一定意义。

2.乳酸测定

正常空腹胃液中有少量乳酸,但一般方法不易检出。当胃液呈中性或碱性而食物在胃内潴留 6 小时以上时,由于细菌分解糖类而使胃液中的乳酸、醋酸等增多。乳酸测定主要用于观察胃内食物潴留及协助诊断胃癌。

3.隐血试验

正常胃液不含血液,显微镜检验无红细胞。当急性胃炎、胃溃疡、胃癌时可有不同程度胃出血而隐血试验呈阳性,但多次连续检查的意义更大。溃疡病的隐血试验阳性多为间歇性的,而胃癌则多为持续性。由于隐血试验比较敏感,插管损伤、牙龈出血咽下后均可呈阳性。另外,胃液中维生素 C 过多可抑制颜色反应而出现假阴性。

(三)显微镜检验

1.细胞

(1)红细胞:正常胃液无红细胞。插管损伤时出现少量红细胞无意义。胃液内有大量红细胞时,常提示胃可能有溃疡、糜烂、炎症和恶性肿瘤等。

(2)白细胞:正常胃液中白细胞计数为$(0.1 \sim 1.0) \times 10^9 / L$,多为中性粒细胞。白细胞计数$> 1.0 \times 10^9 / L$时常有病理意义,见于胃黏膜的多种炎症。鼻咽部分泌物及痰液混入胃液时可见大量白细胞,同时还可见毛柱状上皮细胞和炭末细胞,常无临床意义。

(3)上皮细胞:胃液中可有来自口腔、咽喉、食管黏膜的鳞状上皮细胞,不见或偶见柱状上皮细胞。柱状上皮细胞增多提示胃黏膜有炎性病变。

(4)肿瘤细胞:如发现有成堆的大小不均、形态不规则、核大或多核、染色质粗糙、可见核仁的细胞时,应高度怀疑是癌细胞,需做巴氏染色进一步检查确诊。

2.细菌

由于胃液的杀菌作用,正常胃液中检验不出确定的菌丛,仅见咽喉部天然寄居菌或酵母菌,常无临床意义。在低酸、无酸或有食物潴留时可以出现一些有意义的细菌,如八叠球菌、博-奥杆菌、抗酸杆菌、化脓性球菌、幽门螺杆菌、酵母菌等。

3.食物残渣

正常空腹12小时胃液中食物残渣极少。若胃液中出现大量淀粉颗粒、脂肪小滴、肌肉纤维等,多见于幽门梗阻、胃扩张、胃下垂等。

(四)临床应用

1.胃分泌功能检查

胃液检查对胃泌素瘤、胃癌和十二指肠溃疡的诊断与鉴别诊断有重要意义。如果空腹胃液量$> 100 \text{ mL}$,基础胃酸分泌量$> 15 \text{ mmol/h}$,最大胃酸分泌量$> 30 \text{ mmol/h}$,且基础胃酸分泌量/最大胃酸分泌量> 0.6,即可考虑胃泌素瘤。临床上通过胃液检查和血清胃泌素的测定,95%的胃泌素瘤可确诊。

2.贫血的鉴别诊断

由于内因子生成减少和体内有抗内因子抗体的存在,使维生素B_{12}吸收减少所致的恶性贫血是一种巨幼细胞性贫血。胃液检查为真性胃酸缺乏,五肽胃泌素刺激后无盐酸分泌,给予维生素 B_{12} 治疗后贫血纠正,但仍无胃酸分泌,依此可与营养性巨幼细胞性贫血鉴别。

3.肺结核的辅助诊断

肺结核患者,特别是不会咳痰的儿童,常将含有结核杆菌的痰液咽下,如果胃液浓缩找到结核杆菌,则可协助肺结核的诊断。

二、十二指肠引流液检验

(一)理学检验

正常十二指肠引流液的理学特性见表 8-2。病理情况下,十二指肠引流液的理学特性可以出现以下改变。

表 8-2　正常人十二指肠引流液的理学特性

项目	D 液	A 胆汁	B 胆汁	C 胆汁
量(mL)	10～20	10～20	30～60	随引流时间而异
颜色	无色或淡黄色	金黄色	深褐色	柠檬黄色
透明度	透明或微混	透明	透明	透明
黏稠度	较黏稠	略黏稠	黏稠	略黏稠
pH	7.6	7.0	6.8	7.4
比密		1.009～1.013	1.026～1.032	1.007～1.010
团絮状物	少量	无	无	无

1.胆汁排出异常

(1)无任何胆汁排出:可见于结石、肿瘤所致的胆总管梗阻。

(2)无 B 胆汁流出:见于胆总管上段、胆囊管梗阻,或胆囊收缩不良、胆囊摘除术后。

(3)B 胆汁流出增多:特别是在未用刺激剂之前已有大量 B 胆汁流出,常因奥狄括约肌松弛、胆囊运动过强所致。

2.胆汁黏稠度异常

引流出异常黏稠胆汁,多见于胆石症所致的胆囊淤积。引流出稀薄胆汁,多因慢性胆囊炎而胆汁浓缩不良所致。

3.胆汁透明度异常

胆汁中混入大量胃液时可使胆汁中的胆盐沉淀而致胆汁混浊,加入氢氧化钠后可使沉淀的胆盐溶解而变清。如加入氢氧化钠后仍然混浊并出现较多的团絮状物,可能因十二指肠炎、胆管炎、胆结石、消化性溃疡、胰头癌等使胆汁含有较多的白细胞、上皮细胞及血液所致。

4.颗粒沉淀物和胆砂

引流液中出现颗粒状沉淀物或胆砂(暗褐色砂粒状物,有黏土样感觉)见于胆石症。可做胆石化学分析,以判断胆石性质。我国以胆红素结石为主,主要见于B胆汁。若C胆汁出现颗粒状沉淀或胆砂提示肝内胆管结石。

5.颜色异常

颜色异常包括以下几点。①血丝:多因插管损伤所致;②血性:见于急性十二指肠炎症、消化性溃疡、胆囊癌、肝内出血或全身出血性疾病等;③污秽陈旧血块:污秽陈旧血块同时伴有混浊者,见于胆囊癌;④白色:因胆囊水肿、胆汁酸显著减少、黏液增多所致;⑤脓性:见于化脓性胆囊炎;⑥绿色或黑褐色:见于胆管扩张伴感染,或胆石症所致的胆汁淤积。

(二)化学检验

十二指肠引流液的化学检验主要是针对胰腺外分泌功能所进行的检查,即促胰酶素-促胰液素试验。常见于胰腺炎、胰腺癌和胰腺纤维囊性纤维性变。

(三)显微镜检验

1.细胞

检查细胞成分无须离心沉淀,直接取其团絮状物显微镜检验。

(1)红细胞:正常引流液无红细胞,插管损伤引起少量红细胞,若大量出现见于十二指肠、肝、胆、胰等部位的炎症、消化性溃疡、结石或肿瘤等。

(2)白细胞:正常引流液中可有白细胞0～10个/高倍镜视野,主要为中性粒细胞。在十二指肠炎和胆管感染时可大量增多,并有吞噬细胞。

(3)上皮细胞:正常引流液中可有柱状上皮细胞,常无临床意义。十二指肠炎、胆管炎时,柱状上皮细胞增多,并伴有白细胞升高和黏液。

(4)肿瘤细胞:引流液为血性时,应离心沉淀,做巴氏染色以检查有无肿瘤细胞。十二指肠引流液的细胞学检查对胆囊癌、肝外胆管癌及胰头癌的诊断均有重要的参考价值。

2.结晶

正常十二指肠引流液中无结晶,胆石症时可出现相应的结晶。最常见的结晶为胆固醇结晶、胆红素结晶和胆红素钙结晶。若结晶伴有红细胞存在,则结石的可能性更大。

3.病原生物

(1)寄生虫及寄生虫卵:在B胆汁中可发现蓝氏贾第鞭毛虫滋养体、华支睾吸虫卵、钩虫卵、蛔虫卵、粪圆线虫蚴虫等。肝吸虫患者在胆汁中检查出虫卵的机会远较粪便为高。阿米巴肝囊肿偶尔可在胆汁中找到阿米巴滋养体或包囊。

（2）细菌：正常胆汁中无细菌，在胆管感染的胆汁中主要致病菌是革兰阴性杆菌，但也可有混合感染。常用细菌检查方法有直接涂片法和培养法。B胆汁中培养出伤寒杆菌可确诊为伤寒带菌者；细菌性胆管感染可培养出大肠埃希菌、变形杆菌、克雷伯杆菌及铜绿假单胞菌等。培养出大肠埃希菌、变形杆菌、克雷伯杆菌及铜绿假单胞菌等。

(四)临床应用

1.协助诊断某些寄生虫病

对可疑有寄生虫感染而又需确诊时，十二指肠引流液检查常可获得理想的结果。如肝吸虫病、阿米巴肝脓肿和胆管蛔虫的诊断等。

2.诊断胆石

国内最常见的胆石为胆固醇结石、胆红素结石和胆红素钙结石。对于胆囊造影不显影或B超检查不能确诊的结石，十二指肠引流液检查是唯一的选择，并且可进一步做胆石化学成分分析，以确定胆石的性质。

3.诊断伤寒带菌者

B胆汁中培养出伤寒杆菌即可诊断为伤寒带菌者。

4.诊断胰腺疾病

采用促胰酶素-促胰液素试验，观察胰液量、碳酸氢盐和淀粉酶的变化。对诊断慢性胰腺炎、胰腺癌有一定价值。

第九章

微生物检验

第一节　微生物标本的采集、运送和处理

一、基本原则

(一)检查前提

前提包括有适应证、必要性、现实可行性。

1.适应证

适应证是进行临床检查的前提条件之一。没有某项检测的适应证,则不必进行该检验项目。比如一般情况下,社区患者无泌尿系统感染症状、体征等临床表现时,不必进行尿液培养。再如血管内插管,如果不怀疑插管相关性感染或插管相关性血流感染,则不必常规进行插管培养。没有适应证而进行相应检查,增加了患者的经济负担,也增加相应科室的工作压力。适应证是临床和实验室都比较忽视的重要环节,需要在理论和实践上掌握和落实。临床常常在无适应证的情况下进行了某些检测。就检验的流程而言,适应证环节的把控主要在临床医师,实验室的作用相对较小,因此需要实验室和临床不断沟通检验项目的适应证,而临床医师应不断强化关于适应证的能力锻炼。

2.必要性

必要性指有必要进行该项检查。即只有通过该项检查才能达到某些目的。比如社区获得性泌尿系统感染,对于初次就诊患者,症状轻微时,临床以经验治疗为主,不必进行尿液培养。而重症表现或经验治疗无效时,需要通过尿液培养来明确病原、增加治疗成功的概率,这时才有尿液培养的必要性。和适应证一样,没有必要性而进行相应检查,增加患者的经济负担和实验室的工作压力。反

之,有必要性而不进行相应检查,可能会贻误诊断和治疗的最佳时机,造成患者住院日的延长。

3.现实可行性

现实可行性即没有绝对禁忌证。患者可以进行某项检验,也必须进行该检验,但现实不可行,则只能延迟检测,等待时机。比如高度疑似中枢神经系统细菌性感染时,症状体征提示有脑脊液培养检查的适应证,临床表现的严重性提示必须进行脑脊液培养,但患者状态(如颅内高压状态)不允许抽取脑脊液,即有禁忌证,则脑脊液培养现实不可行。除了禁忌证外,所在医疗机构、地区能否提供某项检查,也要纳入考量之中。比如支气管肺泡灌洗液的人肺孢子菌检验,很多大型医院没有开展。如果患者疑似少见病原菌感染,需要进行相应检查,则需要了解哪里能够提供该服务,如何留取符合要求的标本送检。这些都是现实可行性。

综上所述,进行某项检验时,要整体考虑这些前提条件,即适应证、必要性、现实可行性。

(二)检查目标

临床医师要明确其医嘱所开具的实验室检查的目标。例如,对微生物学检验而言,目标有两个层面,首先是病原体,要明确查什么病原体;然后是明确查该病原体的什么内容,菌体、DNA、抗原、还是其他微生物组分。

1.整体性考虑

从病原角度看,临床医师首先要有整体性考虑。比如社区获得性肺炎,病原体包括病毒、细菌、真菌等。留取咳痰标本进行细菌培养检查,实验室工作人员就不会分离和报告病毒,也不会报告普通培养无法生长的病原体,如衣原体。由此可知,临床医师要先明确文献报道的病原谱和该患者可能的病原谱。临床从大的分类上,不应漏检相应病原体。实际工作中有些感染容易漏检某些病原体,如医院获得性肺炎有病毒性病原体,实际工作少有考虑;再如免疫低下患者尤其是肾移植患者,会发生病毒性泌尿系统感染,但实际工作中,临床会忽略病毒的相关检测;再如孕妇产前进行筛检 B 群 β-溶血链球菌的筛查,国际上作为常规检查已经进行十年以上,国内很多大型医院却不知晓。

2.具体检查

除了对病原体进行整体性通盘考虑外,医师还要知晓具体某项检查能够针对哪些病原体。比如,咳痰标本普通培养能够检查哪些病原体,不能查哪些病原体? 此时医师就应该知道,咳痰标本普通培养可以分离肺炎链球菌、流感嗜血杆菌、卡他莫拉菌、肠杆菌科（包括肺炎克雷伯菌）、常见非发酵菌、金黄色葡萄球菌，而不可能分离不典型病原体（支原体、衣原体、军团菌）、结核分枝杆菌等。再比如社区获得性感染性腹泻，医师开具粪便培养，通常该检查只关注沙门菌、志贺菌，如果临床怀疑其他细菌，需要先和实验室沟通。因此，通常1项具体检查的内含是什么、局限性是什么，需要临床和实验室沟通好，使临床了然于胸。

通常情况下，医师的检查不应是盲目的。比如某医院常规对孕妇产前进行阴道分泌物厌氧菌培养，而厌氧菌在阴道分泌物是正常菌群，常规进行阴道分泌物厌氧菌培养是没有意义的。当和相应科室临床医师交流时，医师竟说不清楚为何要进行这项检查。当不明原因发热、或经验治疗无效、反复感染发生时、或手术台上获得的不可复制的标本时，可和实验室进行沟通，采取大撒网式检验，但也要分层、分次序实施，不能盲目进行。

关于病原体的具体组分的检查，涉及具体标本、具体方法的选择，应具体问题具体分析，更应和实验室工作人员进行详细沟通。

（三）检查标本

（1）疑似感染性疾病的情况下，针对某临床表现、某种或某些病原，医师要明确该患者可以留取哪些种类标本、不能留取哪些种类标本；哪些标本是合格标本，哪些标本是不合格标本。比如疑似中枢神经系统感染时，是否可以留取脑脊液标本，临床医师需要仔细衡量、判断。再比如肺炎时，是否留取支气管肺泡灌洗液标本，临床医师需要审慎决策。

（2）医师对所留取的标本本身，一定要认识清楚其性质。比如留取的分泌物，究竟是什么具体部位的分泌物。对溃疡而言，是浅表还是基底部。再比如究竟留取的液体是胸腔积液还是胸腔引流液，对微生物学而言，两者是不同的标本，结果的临床解释也不同。在实际工作中，既有标本未标明留取部位的情况，也有液体性质不清楚的情况发生，其结果会造成实验室在报告结果和解释结果时出现困难。

（四）检查方法

1.接诊前、中

医师在接诊前、中都要明确：实验室能够提供哪些检查方法、这些检查方法在什么情况下可以选择、某方法能够查什么病原体、要求的标本是什么。比如淋病奈瑟菌感染，可以培养，可以涂片后革兰染色镜检，可以通过荧光显微镜观察，可以查抗原，可以查DNA；对应的标本可以是生殖道分泌物、尿液、咽拭子（淋病奈瑟菌可以导致咽部感染)等;如果开医嘱只标示普通培养,而未注明淋病奈瑟菌培养,实验室最终将无法培养出该菌。因为所用的培养基是完全不同的。医师要明确不同方法的检查适应证、方法学特征(敏感性、特异性等)、对应的标本要求、出报告时间、结果解释规则、费用等信息。在明确基本信息的情况下,结合患者具体情况进行选择、组合。比如血管内插管,实验室提供的检查是半定量还是定量培养;对检查适应证而言,指南提到血管内插管不必常规进行培养;对导管相关性血流感染,标本要求是导管尖端、长度>5 cm,如果是定量培养,标本应置于盐水或肉汤中,而如果是半定量培养,标本只能放在空的无菌容器中。

微生物学检验项目可分为靶向检查和非靶向检查。前者是针对明确的病原体,如淋病奈瑟菌培养、艰难梭菌培养和大多数的分子生物学、免疫学检查项目(如结核分枝杆菌核酸检测、梅毒抗体检测等);后者指覆盖多种微生物的检查。

2.接诊后

临床医师接诊后首先是对患者状态进行整体评估,判断是否存在感染性疾病。如果不能除外感染,应进一步考虑两个问题:病原体/病原谱是什么? 是否需要进行微生物学检测? 明确适应证、必要性、检测目标的前提下,医师完成了对标本-方法-目标三者的连续性、整体性的思维过程。总之,留何种标本、做何项检测、针对何种病原体及其组分,三者必不可分。

二、标本的采集和运送

(一)需氧培养的标本采集和运送

需氧培养针对需氧菌、兼性厌氧菌。包括常见的葡萄球菌属、链球菌属、肠球菌属、肠杆菌科、弧菌科、非发酵糖菌、棒杆菌属等,也包括一些少见菌和苛养菌,如淋病奈瑟菌、脑膜炎奈瑟菌、卡他莫拉菌、单核细胞增生李斯特菌、布鲁菌等。其中一些病原体在二氧化碳环境生长更为良好。普通细菌中的少见病原体标本采集和运送注意事项包括以下几点。

1.需检查血培养中的 HACEK 群

建议临床加注提示,需要延长培养时间。

2.临床提示需分离布鲁菌的血培养

需要延长培养时间,注意生物安全,并考虑骨髓培养。

3.临床提示需分离弗朗西斯菌的血培养

延长培养时间,转种时加 BCYE 琼脂。注意生物安全。

4.血培养分离分枝杆菌

需要临床标识,需要使用专用分枝杆菌培养瓶。

5.呼吸道标本分离诺卡菌

建议临床加注提示,需要延长培养时间。

6.粪便分离弯曲菌

国内粪便培养通常不包括弯曲菌,而此菌需要特殊培养基、微需氧环境,因此需要临床特殊标识检测目的。

7.脑脊液标本需分离脑膜炎奈瑟菌

常规加巧克力培养基,置于二氧化碳环境。

8.生殖道标本需分离淋病奈瑟菌

需要临床标识,常规加巧克力培养基,置于二氧化碳环境。

(二)厌氧培养标本的采集和运送

1.厌氧菌感染的特征性表现

厌氧菌感染的特征性表现包括:①局部有气体产生为重要指征之一;②发生在黏膜附近的感染;③深部外伤,如枪伤、人或动物咬伤后的继发感染;④分泌物有恶臭或暗红血色或在紫外光下发出红色荧光,或脓汁中有硫黄颗粒即为放线菌感染;⑤某些抗菌药物治疗无效的感染;⑥革兰染色着色不均、形态奇特、呈明显多形性,或镜检见细菌而需氧培养为阴性。

2.厌氧菌培养的一般原则

(1)采集、运送过程中避免接触氧气。

(2)采集部位:因为很多部位有厌氧菌定植,所以只有特定部位才可以留取厌氧培养标本。

(3)床边厌氧接种方式最好。

(4)活检或针头抽吸物无氧送检方式较好。尽可能用注射器抽吸标本,置于无空气注射器或无氧转运系统送至实验室。

(5)普通拭子是最差的选择。这是因为拭子蘸取的标本量少,又暴露于空气。如果只能用拭子,运输也应该置于无氧转运系统。

(6)所有标本都要做革兰染色。因为厌氧菌分离鉴定耗时过久,染色可以及时提供诊断线索。如果涂片可见菌体,而普通空气培养无生长,则应该考虑厌氧菌。某些厌氧菌有独特的形态特征,如脆弱拟杆菌染色淡、不均匀、末端圆、两极浓染,是多形的革兰阴性杆菌;产气荚膜梭菌是宽的革兰阳性杆菌,一般看不见芽孢;而其他梭菌属菌种窄、染色多变、可见或不见芽孢。

(7)立即送检。置于空气环境不能超过 30 分钟。如果预计超过 30 分钟,则需要置于无氧环境。

（8）不能冷藏，室温保存。

3.可接受和不可接受标本的范围

（1）厌氧菌培养可接受的标本包括抽吸物（注射器和针头）、巴氏腺、胆汁、血液、骨髓、支气管镜下保护性毛刷、后穹隆穿刺术、输卵管、子宫内装置检查放线菌、卵巢、剖宫术时的胎盘、鼻窦抽吸物、粪便检查艰难梭菌、外科组织、外科厌氧转运拭子、经气管抽吸物、经耻骨上膀胱穿刺的尿液、子宫内膜抽吸物、正常无微生物部位的体液、胆汁、正常无微生物部位的外科活检标本、脓液、深伤口的抽吸物等。

（2）厌氧菌培养不可接受标本包括无保护的支气管肺泡灌洗液、宫颈分泌物、被污染的宫颈内拭子、气管抽吸物、恶露、鼻咽拭子、会阴分泌物、前列腺液或精液、痰液、诱导痰、粪便标本检查非梭菌类厌氧菌、咽拭子、支气管造口术抽吸物、尿道分泌物、中段尿或导管尿、阴道拭子或外阴拭子、一切被定植厌氧菌污染的标本、浅表伤口拭子等。

（三）真菌的标本采集和运送

要明确不同部位常见的真菌性感染的病原谱。如血流感染最常见的是念珠菌；中枢神经系统感染常见的是隐球菌；鹅口疮常见的是念珠菌；下呼吸道感染最常见的是曲霉菌、隐球菌、毛霉菌、人肺孢子菌等；鼻窦感染最常见的是毛霉菌；玻璃体感染时重点关注镰刀菌；皮肤浅部感染时重点关注3类皮肤癣菌。

三、标本的处理

（一）标本的接收和拒收原则

判断标本是否合格，主要考虑下面3个方面。

1.是否满足一般要求

比如容器、时限、信息标识、是否破碎污染、标本和检查目的是否相符等。

2.制定具体方法、标准进行质量判断

如血清标本观察是否溶血、脂血、黄疸；如痰液标本通过低倍镜下观察鳞状上皮细胞、白细胞数量进行是否污染的判断；又如血培养标本的体积、套数、瓶数检查等。

3.合格标本的具体质量判断方法

（1）痰：鳞状上皮细胞计数<10个/低倍视野。

（2）抽吸痰：鳞状上皮细胞计数<10个/低倍视野＋菌体计数>1个/20个油镜视野。

(3)支气管肺泡灌洗液:(鳞状上皮细胞/全部细胞)<1%。

(4)尿:鳞状上皮细胞计数<3+(尿液分析)。中性粒细胞酯酶+,>10 个多形核粒细胞/立方毫米。拒绝:鳞状上皮细胞计数≥3+,染色见到 3 种以上菌体。

(5)体表伤口:鳞状上皮细胞计数<2+,有多形核粒细胞。拒绝:鳞状上皮细胞计数≥2+,并且没有多形核粒细胞。

(6)粪便:门诊或住院≤3 天的患者可以进行沙门菌、志贺菌培养。住院3 天以上,出现医院内腹泻时不必进行普通培养(沙门菌、志贺菌培养)。此时病原主要是艰难梭菌,可以检查相应毒素。

经判断标本不合格时,进行相关的记录、告知、解释等。不合格的情况可以进一步细分:①无法进行检查,必须拒收的情况;②有轻度不合格因素或可接受的不合格因素,对临床医师、患者进行相应解释告知后,临床决定继续检查而接收的情况。此时在报告单要有相应标注(不合格因素、可能影响、责任界定等)。

经判断标本合格,则执行接收流程:①进行登记和前处理等。②区分需要紧急处理的标本和不需要紧急处理的标本。需要紧急处理的情况包括急查标本、有时限要求的标本。

(二)标本的前处理

实际工作中一些标本可以直接进行检查,而一些标本在检查前,需要进行前处理。前处理包括以下几点。

1.混匀

一些均相标本放置一段时间后,可能会因重力等因素导致不再均匀。比如尿液标本、全血标本等。对这类标本,检查前要充分混匀恢复均相,才能进行检查。这是实际工作中容易忽略的地方。

2.离心

离心是最常见的前处理。血清/血浆标本都需要离心,才能析出上清。有时候离心是为了浓缩细菌,提高阳性率。比如脑脊液标本体积>1 mL 时,涂片或培养前都需要离心浓缩。注意有时候不能离心。比如尿路感染时,对尿液进行革兰染色镜检。如果想利用每油镜视野 1 个菌体对应 10^5 个/毫升的浓度,则不能离心。

3.释放

当菌体被裹挟或黏附在其他物质内时,需要将菌体释放出来。比如咳痰标本往往含有很多黏液,致病菌体会被裹挟其中。培养前,需要加入消化液,将蛋白和纤维成分消化水解,让菌体释放出来,提高阳性率。而组织标本中的菌体,我们往往用机械研磨的方式释放菌体。注意,关注毛霉时不能研磨,此时用剪刀剪开即可,研磨容易导致死亡。而导管、假体等标本的定植菌,往往会形成生物膜,此时可以通过超声、机械振荡等方式,让菌体释放出来。有时候标本用拭子取样。也需要振荡等方式,将菌体从纤维丝上释放下来。

4.减少干扰

有些前处理是为了减少背景、杂菌等的干扰。比如原始标本直接涂片,往往加入氢氧化钾,将人体细胞溶解一些,以减少干扰。临床标本分离培养结核分枝杆菌前,标本可以酸碱处理。这么做的好处包括液化标本、杀死杂菌减少干扰、浓缩集菌。

前处理和实际检验步骤往往连贯在一起。很多前处理是检查步骤之一。实际工作中有时候不太好严格区分。

以痰标本结核分枝杆菌培养前处理为例。前处理目的有两个:去除杂菌污染和液化。同时要避免对分枝杆菌的损害,严格控制前处理试剂的浓度和时间。具体方法如下。

(1)碱处理-直接法:视标本黏稠程度,加入 $1\sim2$ 倍体积 4% 氢氧化钠,振荡混匀,室温放置。20 分钟内完成接种。

(2)碱处理-中和离心沉淀法:上述方式混匀后放置 $15\sim20$ 分钟。加入 $1/15$ mol/L pH 为 6.8 的磷酸缓冲液至 $20\sim40$ mL,混匀(从加入氢氧化钠到加入磷酸缓冲液应控制在 20 分钟内)。离心 3 000 转/分,$20\sim30$ 分钟。去上清,沉淀物加磷酸缓冲液 0.5 mL 混匀、接种。有条件单位应该采用本方法,以提高阳性率。

(3)酸处理:标本加入 $1\sim3$ 倍量 4% 硫酸,混匀静置 $20\sim25$ 分钟,期间振荡数次。之后接种 2 支改良罗氏培养基和丙酮酸钠培养基。每支接种 0.1 mL。酸处理时间不超过 25 分钟。

(4)N-乙酰-L-半胱氨酸-氢氧化钠法:2 mL 标本+2 mL 消化液,振荡 30 秒,时间可延长,室温 15 分钟。加 PBS 缓冲液 20 mL,混匀、离心 3 000 转/分,$20\sim30$ 分钟。去上清,加入 PBS 缓冲液 20 mL,洗涤 2 次后接种。

第二节　直接涂片检验

一、结核分枝杆菌检测

(一)适应证

用于结核病的初步诊断。

(二)参考区间

阴性。

(三)临床意义

根据结核分枝杆菌感染的类型,应采取病灶部位的适当标本。如肺结核采取咳痰(最好取早晨第一次咳痰,挑取带血或脓痰);肾或膀胱结核以无菌导尿或取中段尿液;肠结核采取粪便标本;结核性脑膜炎进行腰脊穿刺采取脑脊液;脓胸、胸膜炎、腹膜炎或骨髓结核等则穿刺取脓汁。若找到抗酸阳性杆菌即可初步诊断。

二、梅毒病原体检测

(一)适应证

用于梅毒的初步诊断。

(二)参考区间

阴性。

(三)临床意义

取硬下疳、二期梅毒疹的丘疹、扁平湿疣及黏膜斑上的螺旋体进行暗视野显微镜下病原学检查,如标本中看到螺旋体,其形态与运动符合梅毒螺旋体特征时,结果即为阳性。但如果在口腔黏膜取材,要注意与口腔腐生螺旋体相鉴别。若阴性,不能除外此诊断。

也可以采用直接荧光抗体法对分泌物进行梅毒螺旋体检查,以排除其他螺旋体,特别是口腔腐生螺旋体的干扰。对确诊一、二期梅毒及复发梅毒十分重要。但阴性结果不能排除梅毒。

三、淋病病原体检测

(一)适应证

用于淋病的辅助诊断。

(二)参考区间

阴性。

(三)临床意义

采取尿道脓性分泌物涂片,革兰染色镜检,如在中性粒细胞中发现革兰阴性双球菌时,即有诊断价值,必要时进行分离培养。

四、非淋菌性尿道炎病原体检测

(一)适应证

用于非淋菌性尿道炎的辅助诊断。

(二)参考区间

阴性。

(三)临床意义

非淋菌性尿道炎是由沙眼衣原体、解脲支原体等引起的一种性传播疾病。在临床上有尿道炎的表现,但在分泌物中查不到淋球菌,细菌培养也无淋球菌生长。女性患者常合并子宫颈炎等生殖道炎症,故在女性又称为非特异性生殖道感染。由于一次性接触可同时感染淋球菌和沙眼衣原体,后者潜伏期长于前者,淋病治愈后,又出现非淋菌性尿道炎症状,称为淋病后尿道炎,实际上就是非淋菌性尿道炎的表现。将特异的衣原体单克隆抗体用荧光素标记后检测标本中的衣原体抗原,如标本中有衣原体,则和抗体结合,在荧光镜下可见苹果绿色的荧光,一张涂片中衣原体数在 10 个以上时为阳性,特异性>97%,敏感性为70%～92%。

第三节　细菌分离检验与鉴定

一、血液及骨髓标本的细菌学检验

(一)适应证

用于细菌感染性疾病的辅助诊断、鉴别诊断和监测。

(二)参考区间

无细菌(真菌、需氧菌、厌氧菌)生长。

(三)临床意义

血液及骨髓细菌培养常用传统肉汤增菌法、自动血培养仪检测法。

1.血液中可能感染的细菌

血液及骨髓应是无细菌的,一旦检出细菌应视为菌血症,并应进行药敏试验。血液及骨髓中常见细菌主要有以下几类。

(1)革兰阳性球菌:葡萄球菌,近年来尤以耐药金黄色葡萄球菌多见,其次为表皮葡萄球菌、乙型溶血性链球菌等;亚急性心内膜炎常可检出 α-溶血性链球菌(如草绿色链球菌、肺炎链球菌);化脓性心包炎可由致病性葡萄球菌、乙型溶血链球菌、肺炎链球菌及厌氧球菌引起。

(2)革兰阴性杆菌:常见的有铜绿假单胞菌及其他非发酵菌;伤寒、副伤寒及其他肠杆菌科细菌。厌氧培养可检出拟杆菌、梭杆菌等。

2.检出较少见的细菌

对于检出较少见的细菌,或与临床表现相差太大,不能确认为感染时,如属下列情况,应视为阳性。

(1)再次送检,严格无菌操作,如仍有相同细菌生长,应视为阳性。

(2)感染症状出现 2 周后,血中相应抗体滴度明显升高时,有重要意义,培养结果应视为阳性。

(3)必要时同时从不同部位两处采血,或静脉血与动脉血,检出同样细菌时,应视为阳性。

(4)血培养与痰、尿、脓液、胸腔积液和腹水培养检出相同的病原菌。

(5)血培养检出病原菌,临床上有菌血症的表现,根据药敏试验结果选用敏感的抗生素治疗有效时。

3.有典型感染症状而反复培养阴性时可能的原因及处理

(1)时机掌握不恰当,送检时血中有高浓度的抗生素。应避开高药浓度时间采血,或使用有抗生素吸附(中和)剂的培养基。

(2)可能为厌氧菌、病毒感染等。应采用特殊培养法或补充其他检查手段。

(3)若疑为全身炎性反应综合征,不应放弃寻找感染灶及病原,可连续数天送检血培养。

二、痰及支气管分泌物标本的细菌学检验

(一)适应证

用于细菌感染性疾病的辅助诊断、鉴别诊断和监测。

(二)参考区间

无病原菌、无真菌。

(三)临床意义

检查方法常采用直接涂片检查、一般细菌培养(定量培养)、真菌培养。阳性检查结果常见细菌如下。

1.革兰阳性细菌

肺炎链球菌、化脓性链球菌、耐甲氧西林金黄色葡萄球菌、甲氧西林敏感金黄色葡萄球菌、耐甲氧西林凝固酶阴性葡萄球菌、肠球菌、白喉棒状杆菌、放线菌。

2.革兰阴性细菌

脑膜炎球菌、卡他球菌、流感嗜血杆菌、肠杆菌科细菌、不动杆菌、铜绿假单胞菌、军团菌、百日咳杆菌。

对结果可靠性的判断:①痰标本培养前应做涂片镜检,若鳞状上皮细胞计数≤10个/低倍视野,白细胞计数≥25个/低倍视野时,为合格痰标本,培养结果通常有意义;②连续3次痰培养结果为同一种细菌时,患者可能为该细菌的支气管-肺感染;③痰培养结果与胸腔积液或血培养结果一致时,则可肯定患者为该菌的感染;④若将标本做细菌定量培养,在任一培养基菌落计数≥10^8个/毫升(厌氧菌计数≥10^9个/毫升),或菌落计数≥10^7个/毫升的纯培养,或优势菌落计数>唾液同种细菌100倍时可视为该菌感染;⑤其他:经支气管取材最好采用防污染采样毛刷。支气管肺泡灌洗,宜采用保护性支气管肺泡灌洗取材送细菌培养。

三、脓汁及创伤感染标本的细菌学检验

(一)适应证

用于细菌感染性疾病的辅助诊断、鉴别诊断和监测。

(二)参考区间

涂片未找到细菌;培养无细菌生长。

(三)临床意义

标本检查采用直接涂片、普通细菌培养和厌氧菌培养。

所有的创伤均可有细菌污染,但不一定发生感染,因此对分离到的细菌要根据创伤的情况、菌量和种数,收集标本的处理过程、机体免疫力及抗生素的使用情况等多种因素来分析判断。脓汁及创伤分泌物中常见的细菌有以下几种。

1.革兰阳性菌

金黄色葡萄球菌、化脓性链球菌、消化球菌、消化链球菌、结核分枝杆菌、炭疽杆菌、破伤风杆菌、产气荚膜梭菌及放线苗、奴卡菌。

2.革兰阴性菌

大肠埃希菌及其他假单胞苗、变形杆菌、拟杆菌、梭杆菌等。

四、胃肠道标准的细菌学检验

(一)适应证

用于细菌感染性疾病的辅助诊断、鉴别诊断和监测。

(二)参考区间

无厌氧菌生长,未检出空肠弯曲菌、沙门菌、志贺菌、小肠结肠炎耶尔森菌、幽门螺杆菌、致泻大肠埃希菌、霍乱弧菌。

(三)临床意义

1.艰难梭菌

采用厌氧培养及涂片染色镜检检出该菌属菌种常能引起伪膜性肠炎,90%~95%的伪膜性肠炎患者粪便中能检出本菌。涂片染色可见粗大革兰阳性杆菌,位于菌体近端至颈端可见呈卵圆形芽孢,可结合临床做出早期诊断。本菌感染可能为内源性感染,与不合理抗生素使用有关,尤其使用林可霉素和克林霉素后多见,是院内感染的重要病原菌。

2.空肠弯曲菌

检查可采用粪标本直接涂片、专用平板分离培养,10%二氧化碳环境 43 ℃培养等方法。阳性结果见于本菌产生霍乱样肠毒素,引起急性肠炎,血便伴发热、恶心、呕吐,常因饮食不洁牛奶等动物污染的食物引起。尚可引起霍乱样腹泻的暴发流行及食物中毒,尤其在儿童中发病较多。

3.沙门菌、志贺菌

检出沙门菌可视为沙门菌食物中毒(胃肠炎)。主要由鼠伤寒、肠炎、猪霍乱、丙型副伤寒等血清型引起。检出志贺菌可诊断急、慢性细菌性痢疾。

4.小肠结肠炎耶尔森菌

本菌为人、畜共患病原菌,主要可引起人类胃肠炎型感染,小肠结肠炎约占本菌感染的 2/3,多见于儿童。尚可引起末端回肠炎、阑尾炎、关节炎及败血症感染等。若为非肠道感染症,应在标本收集时,按要求做特殊处理。

5.幽门螺杆菌

幽门螺杆菌寄生于胃黏膜上皮,可产生大量毒素造成黏膜破损。能迅速分解大量尿素,导致局部 pH 上升、进一步造成黏膜的破损。阳性可导致消化性溃疡、慢性胃炎、十二指肠炎等。

6.致腹泻大肠埃希菌

引起腹泻的大肠埃希菌主要有肠致病性大肠埃希菌、产肠毒素性大肠埃希菌、肠侵袭性大肠埃希菌、肠出血性大肠埃希菌、肠聚集-黏附性大肠埃希菌。若检出某种类型的致病性大肠埃希菌可结合临床对腹泻作出诊断。

7.霍乱弧菌

检出该菌属菌种见于甲类传染病。

五、最低抑菌浓度测定

(一)适应证

用于细菌对药物治疗效果的体外监测。

(二)参考区间

体外定量测定能抑制细菌生长的最低药物浓度。

(三)临床意义

1.报告方式

根据规定的判读表报告敏感或耐药。

2.判断方法

判断某抗生素对某细菌是否敏感,通常以抗生素治疗浓度(抗菌药常用量在血液中的浓度)与该抗生素对细菌最低抑菌浓度的关系而定。若该抗生素的治疗浓度大于最低抑菌浓度为敏感,反之为耐药。

3.抑菌商数计算

由于药物在体液和组织液中的浓度通常只有血浓度的 1/10~1/2,故以最低抑菌浓度小于血浓度定为敏感,常不能准确反映感染部位的细菌对该抗生素的敏感性,因此可用抑菌商数值判断。用抗生素在局部组织或体液中的浓度(根据实验室或药厂提供资料)除以该药物的最低抑菌浓度。抑菌商数值越大,抑菌效果越好,反之则越差。

六、血液(体液)抗生素浓度测定

(一)适应证

用于细菌对药物治疗效果的体外监测。

(二)参考区间

血液(体液)抗菌药物浓度为敏感或中介。

(三)临床意义

抗菌药进入体内后由于受各种原因的影响,使血液和体液中的浓度变化很大,为能准确掌握投药剂量、方法和时间,对部分用药患者须进行药物浓度测定。

七、血清杀菌水平测定

(一)适应证

用于细菌对药物治疗效果的体外监测。

(二)参考区间

能杀灭 99.9% 接种菌的最高血清稀释度即为某患者对自身病原菌的血清杀菌水平。

(三)临床意义

在对某些细菌性感染治疗时,尤其对葡萄球菌和肠球菌,常使用庆大霉素等药物治疗,为控制其血药浓度不致中毒或药量不足。血清滴度≥1:8 时表示治疗有效;葡萄球菌心内膜炎要求 1:32 为有效。

八、联合药敏试验

(一)适应证

用于细菌对药物治疗效果的体外监测。

(二)参考区间

作用类型:协同作用、累加作用。

(三)临床意义

对于需同时使用两种以上抗生素的患者,应进行体外联合药敏试验,可能出现以下试验结果。

1.协同作用

两种抗生素联合使用药效大于同样浓度的两种药物抗菌作用的总和。

2.无关作用

联合用药后药物的活性与单独一种抗生素作用相同。

3.累加作用

两种药物联合使用后,其活性等于两种药物抗菌作用的总和。

4.拮抗作用

两种药物联合使用后的抗菌活性小于单独一种药物的抗菌作用。

九、扩散法药敏试验

(一)适应证

用于细菌对药物治疗效果的体外监测。

(二)参考区间

敏感、中介和耐药。

(三)临床意义

扩散法药敏试验为临床常用的定性试验,可作为用药参考。但在正确选择药敏试验指征应用时应考虑以下因素和注意事项。

(1)该细菌属于引起感染的致病菌,引起低免疫功能患者感染的条件致病菌,若属于正常菌群的污染菌或与感染无关的细菌无检验意义,如尿中培养出数量上无意义的细菌时、收集不合格的呼吸道标本中检出少量非正常菌群中的细菌时。

(2)用喹诺酮类或链霉素治疗过程中,菌株易获得耐药性,须间隔重复做药敏试验。

(3)肠杆菌科、假单胞菌、非发酵菌、金黄色葡萄球菌,引起临床感染的表皮葡萄球菌、流感嗜血杆菌、治疗失败的淋病奈瑟菌等均需做药敏试验。

(4)由沙门菌(除伤寒、副伤寒沙门菌外)引起的无并发症的肠道感染,一般不做常规药敏试验,临床通常也无必要使用抗菌治疗。

十、β-内酰胺酶测定

(一)适应证

用于细菌对药物治疗效果的体外监测,指导临床用药。

(二)参考区间

凡已产生此酶的细菌可及时改用青霉素类抗生素及头孢菌素以外的抗生素。

(三)临床意义

细菌产生的 β-内酰胺酶可裂解青霉素类和头孢菌素类抗生素的基本结构 β-内酰胺环,使其丧失活性。大部分金黄色葡萄球菌、部分流感嗜血杆菌、淋病奈瑟菌、革兰阴性厌氧菌和少数肺炎链球菌能产生 β-内酰胺酶,对青霉素类抗生素及头孢菌素耐药。

第四节 病毒检验与鉴定

一、病毒检验

呼吸道标本病毒检验是呼吸系统病毒感染实验诊断的金标准。呼吸道标本包括咽拭子、鼻拭子、鼻咽抽取物、咽漱液、深咳痰液、呼吸道抽取物、支气管灌洗液、肺组织活检标本等。

(一)常见病毒

病毒分类包括两种方法。

1.病毒表型特征分类法

病毒表型特征分类法主要包括:①病毒体形态学特征、病毒颗粒的大小和形状、壳粒排列的对称性、有无包膜或刺突等;②病毒理化性质、病毒颗粒的分子质量、浮力密度、沉降系数、对 pH 和热的稳定性与对乙醚及去污剂的敏感性等;③病毒蛋白质特征、衣壳蛋白大小和数量、结构蛋白和非结构蛋白的氨基酸序列及功能活性;④病毒的抗原性、血清学反应特点、与相关病毒的交叉反应程度;⑤病毒的寄生性、天然宿主范围、对细胞种类的特异性、病毒生长特性;⑥病毒的致病性、是否引起疾病、传播模式、组织嗜性和病理学等特征。

2.病毒遗传学分类法

病毒遗传学分类法主要包括:①病毒基因组的特征、核酸类型、碱基序列、核酸链是单链或双链、线状或环状,有意义链是正单链、负单链或双链,是否分节段及节段的数量和大小等;②病毒基因组的结构及功能,结构基因及非结构基因的数目、位置及排列方式,开放阅读框及调控区,转录方式,翻译特征;③翻译后加工特征,在宿主细胞内病毒体蛋白质分布特征,病毒体装配、成熟及释放方式。

（二）检验方法

根据患者机体免疫状况与医疗条件选择合适检验方法。免疫缺陷患者做病毒分离培养或核酸检测；在流感流行季节宜选择流感病毒的检测项目（流感病毒培养与核酸检测）；＜10岁儿童应注意除流感病毒之外的副流感病毒、腺病毒与呼吸道合胞病毒等的检测；＜2岁儿童易患由呼吸道合胞病毒引起急性气管-支气管炎，此时非培养的快速免疫荧光抗原检测是必需的。对高致病性呼吸道病毒感染的样品采集、运输和检测技术按中国疾病预防控制中心规范操作，并按规定的生物安全级别要求。

1.鸡胚接种法

鸡胚接种法是流感病毒常用分离培养方法之一。

（1）原理：流感病毒易在鸡胚羊膜与绒毛尿囊膜上皮细胞内增殖，接种标本于孵化9～12天鸡胚羊膜腔与尿囊腔内，35℃温箱孵育2天后，增殖的流感病毒被释放在羊水与尿囊液中。

（2）操作：①用照卵灯检测鸡胚，标记出鸡胚的气室与尿囊的界限、胚胎的位置；②用70%～75%乙醇消毒鸡胚卵壳表面，在气室端钻孔；③用注射器吸取处理过的临床标本，分别注入羊膜腔与尿囊腔，用蜡或者消毒过的医用胶布封口；④35℃孵育2天后收获鸡胚尿囊液和羊水，做流感病毒红细胞凝集试验；⑤做红细胞凝集抑制试验，鉴定流感病毒血清型。

（3）结果判定：收获的鸡胚尿囊液和羊水，做流感病毒红细胞凝集试验，试验阳性表示存在病毒；红细胞凝集抑制试验鉴定流感病毒血清型。

2.传统细胞分离培养法

传统细胞分离培养法用于流感病毒、埃可病毒、柯萨奇病毒、副流感病毒、腮腺炎病毒、呼吸道合胞病毒、腺病毒、鼻病毒、巨细胞病毒、疱疹病毒分离培养。

（1）原理：各种呼吸道病毒在合适细胞系中与适宜生长条件下能够在其中复制增殖。孵育一定时间后，观察在培养细胞中病毒增殖的指标如细胞病变、红细胞吸附、干扰现象、细胞代谢的改变等判断病毒存在与否。

（2）操作：①选用合适细胞系且细胞已生长成片（75%～90%生长）的细胞培养瓶（皿、板）；②用无菌的移液管吸取适量临床标本置于细胞培养瓶中，温和摇动数次，放于37℃、5%二氧化碳培养箱中吸附1～2小时；③吸出接种物，用无菌移液管吸取Hank液分别清洗细胞2次，然后于细胞培养瓶中加入病毒生长液，放置于33～35℃培养箱培养，每天观察细胞病变情况；④当75%～100%细胞出现病变时收获病毒液时，先温和摇动细胞瓶数次，然后用无菌移液管吸取病毒液置于无菌离心管中,混匀病毒;⑤收获的病毒液可进行相关病毒鉴定试验。为提高收获标本的病毒滴度,可将细胞放于-70 ℃冰箱,冻融1次后收获。

(3)结果判定:根据出现细胞病变的特征或血细胞吸附试验结果,检测病毒的存在。

3.离心增强快速细胞培养

离心增强快速细胞培养又称飞片细胞培养,常用于儿童呼吸道感染常见病毒的检测,包括甲型流感病毒、乙型流感病毒、呼吸道合胞病毒、人副流感病毒和腺病毒的快速检测。实验者通过多孔培养板飞片制备、标本液接种与染色,可同时检测多种病毒。尽管其敏感率低于传统细胞培养,但检测病毒所需时间短(能在1~2天检出病毒),且已有提供复有不同种单层细胞的商品化飞片细胞瓶全套材料,适合临床应用。

(1)原理:在细胞培养瓶(皿或板)内放置的小玻片随培养瓶细胞生长也会复以单层细胞,各种呼吸道病毒在合适细胞系中与适宜生长条件下能够在其中复制增殖。孵育一定时间后,使用荧光(或酶)标记的呼吸道常见病毒单克隆抗体对小玻片进行染色,可检测病毒的存在与否。

(2)操作:①在扁状细胞培养瓶内置放一玻片,培养瓶细胞生长时玻片上也会覆以单层细胞;②将下呼吸道分泌物(痰、气管或支气管冲洗液、支气管肺泡灌洗液、肺组织)或鼻咽分泌物(不推荐使用喉拭子)标本接种于细胞培养瓶内,随后于低速离心(700×g)40分钟,再加入适量细胞维持液,置35~37 ℃、5%二氧化碳孵箱培养;③16小时后取出玻片,以使用荧光标记的呼吸道常见病毒单克隆抗体染色或酶染色法检测病毒。为提高试验敏感性,筛选甲型和乙型流感病毒,应在培养24小时后进行染色,而呼吸道合胞病毒、人副流感病毒和腺病毒则需要孵育48小时后染色。

(3)结果判定:荧光标记的病毒单克隆抗体染色或酶染色法检测阳性表示存在相应病毒。

4.流感病毒红细胞凝集试验

(1)原理:流感病毒包膜表面的血凝素能与禽类或一些哺乳类动物的红细胞上的血凝素受体结合,引起红细胞凝集。

(2)操作:①将U型底96孔微量板横向放置(垂直方向称为列、平行方向称为行),标记好待检病毒的实验室编号及加样顺序;②孔内加入PBS后再加入待检病毒液,使每行各孔病毒液浓度呈倍比稀释,每行最后一孔不加病毒液而加入豚鼠红细胞悬液作为红细胞对照;③然后每孔加入1%红细胞(鸡红细胞或豚鼠红细胞)悬液,轻弹微量板使红细胞与病毒充分混合;④室温孵育 30～60 分钟,观察红细胞凝集现象并记录结果。

(3)结果判定:以出现完全凝集的病毒液最高稀释度为红细胞凝集终点,其稀释度的倒数即为病毒的红细胞凝集效果评价。

(4)注意事项:当位于红细胞凝集素上受体结合部位的氨基酸发生点突变,则可影响病毒对某些红细胞的凝集能力。近年来发现有些病毒,特别是新分离出的病毒或代数较低的病毒不能凝集鸡红细胞应更换豚鼠红细胞。

5.红细胞凝集抑制试验

(1)原理:在流感病毒悬液中加入血清后,若病毒表面的血凝素被特异性血凝素抗体封闭,再加入人的 O 型、鸡或豚鼠的红细胞则不发生凝集现象,即为血凝抑制。试验中若用已知病毒的抗血清,可鉴定病毒型及亚型;也常用于检测同型病毒的抗原变异情况。

(2)操作:①将 U 型底 96 孔微量板横向放置(垂直方向称为列、平行方向称为行),标记好待检病毒的实验室编号、病毒参比抗血清及待鉴定的病毒液;②孔内加入 PBS 后再加入处理好病毒参比抗血清,使每列各孔病毒参比抗血清浓度呈倍比稀释,留取不加病毒参比抗血清的 PBS 阴性对照孔;③各孔加入 4 个凝集单位的待检病毒液,PBS 阴性对照孔不加待检病毒液(抗原),混匀,至室温孵育 15～30 分钟;④然后每孔加入 1％红细胞悬液至室温孵育 30～60 分钟,观察红细胞凝集抑制试验结果;⑤取另一块微量板,同样做参比抗原与参比血清对照。

(3)结果判定:①红细胞凝集抑制效价是指抑制红细胞凝集出现时血清的最高稀释度的倒数,当待检病毒红细胞凝集抑制效价≥20 才可以算为阳性;②待检病毒与参比血清有交叉抑制,但对一种参比血清抑制效价大于另一种参比血清 4 倍以上时,可以判定为此种流感病毒。

(4)注意事项:①红细胞凝集抑制试验必须用 4 个/25 微升的抗原,抗原必须新鲜配制;②红细胞凝集抑制试验包括红细胞对照、阴性对照血清(以防其他非特异性抗体的影响)、参比血清对照(防止非特异性凝集素及抑制素的干扰)。

二、病毒鉴定

(一)分类和命名

与人类感染有关的疱疹病毒科病毒有 8 种,即人类疱疹病毒 1～8 型。人类疱疹病毒1型、人类疱疹病毒2型为单纯疱疹病毒属;人类疱疹病毒3型为水痘病毒属;人类疱疹病毒4型为淋巴隐伏病毒属;人类疱疹病毒5型为巨细胞病毒属;人类疱疹病毒6型和人类疱疹病毒7型为玫瑰疹病毒属;人类疱疹病毒8型为细小病毒属。

(二)生物学特性

直径150～200 nm球形病毒,线性双链DNA,有包膜与糖蛋白刺突,由162个壳粒组成的核衣壳呈二十面体立体对称结构;人类疱疹病毒(人类疱疹病毒4型除外)均能在二倍体细胞核内复制,产生明显的细胞病变,核内出现嗜酸性包涵体。病毒可通过细胞间桥直接扩散,感染细胞同邻近未感染的细胞融合成多核巨细胞。

(三)鉴定

1.人类疱疹病毒1型和人类疱疹病毒2型

标本接种原代猴肾细胞、人喉上皮癌细胞、人二倍体细胞等易感细胞,常在2天后出现明显的细胞病变,细胞肿胀、变圆、折光性增强和形成融合细胞等病变特征为鉴定的依据;可由人类疱疹病毒1型和人类疱疹病毒2型的单克隆抗体荧光染色确认,型特异性核酸探针等也可用于鉴定和分型。

2.人类疱疹病毒3型

标本接种原代猴肾细胞、人喉表皮样癌细胞、人二倍体细胞,仅在人胚组织细胞缓慢增殖(5～28天)出现细胞病变,细胞病变较人类疱疹病毒1型、人类疱疹病毒2型局限,可形成细胞核内嗜酸性包涵体;可由人类疱疹病毒3型的单克隆抗体荧光染色确认,该病毒只有一个血清型。

3.人类疱疹病毒4型

人类疱疹病毒4型分离培养需将标本接种人脐带血淋巴细胞,根据转化淋巴细胞的效率确定病毒的量,该方法在临床实验室不常规使用,常用血清学方法检测EA抗体、VCA抗体及MA抗体诊断人类疱疹病毒4型感染。

4.人类疱疹病毒5型

人类疱疹病毒5型对宿主或培养细胞有高度的种属特异性,只能在人纤维细胞中增殖。病毒在细胞培养中增殖缓慢,初次分离培养需30～40天才出现细胞病变,其特点是细胞肿大变圆,核变大,核内出现周围绕有一轮空晕的大型包涵体,形似猫头鹰眼状。上述病毒增殖所需的细胞种属特异性、增殖缓慢特性及典型细胞病变为鉴定的依据;可由人类疱疹病毒5型的单克隆抗体荧光染色确认。

5.其他疱疹病毒

人类疱疹病毒6型、7型、8型可在新鲜脐血单核细胞或成人外周血单核细胞中增殖。但需在培养基中加入植物血凝素、白细胞介素-2、地塞米松等物质。感染细胞在7天左右出现病变,细胞呈多形性、核固缩、出现多核细胞。

(四)药物敏感性

无环鸟苷为治疗疱疹病毒感染的首选药,进入细胞后与脱氧核苷竞争病毒胸苷激酶或细胞激酶,药物被磷酸化成活化型阿昔洛韦三磷酸酯,然后通过两种方式抑制病毒复制:①干扰病毒DNA多聚酶,抑制病毒的复制;②在DNA多聚酶作用下与增长的DNA链结合,引起DNA链的延伸中断。耐无环鸟苷的人类疱疹病毒1型可用第二代开环核苷类抗病毒药物泛昔洛韦,它是从无环鸟苷和更昔洛韦类似物中发现的新化合物,具备抗病毒谱广的特点。更昔洛韦对巨细胞病毒有较强的抑制作用,主要用于严重免疫功能低下者,但该药毒性较大。膦甲酸为广谱抗病毒药,主要能过干扰或抑制生物体内的RNA和DNA聚合酶和反转录酶等而显示抗病毒活性,可抑制多种DNA病毒,用于治疗耐更昔洛韦的全身巨细胞病毒感染及耐阿昔洛韦的单纯疱疹病毒和带状疱疹病毒感染

第五节 真菌检验与鉴定

一、真菌检验

(一)感染类型

随着医院感染率增加所致抗生素滥用而引起菌群失调、肿瘤和慢性消耗性疾病等导致人群免疫力下降等因素,近年来真菌感染率有上升趋势。狭义的真菌病只包括真菌侵入人体引起的疾病。广义的真菌感染还包括对真菌孢子或产物的过敏、毒蕈或真菌毒素引起的中毒等。

1.以真菌致病性分类

(1)致病性真菌感染:真菌本身具有致病性,如皮肤癣菌有嗜角蛋白特性,在皮肤局部大量繁殖后,通过机械刺激和代谢产物的作用引起局部的炎症和病变,大多是外源性真菌感染。

(2)条件致病性真菌感染:真菌一般不具致病性,在机体免疫力降低及菌群失调时发生感染,如白色念珠菌可侵犯皮下,内脏及脑膜等处,引起慢性肉芽肿及坏死,甚至危及患者生命,属内源性感染。亦有条件致病性真菌引起的外源性感染,常发生于长期应用抗生素、激素、免疫抑制剂、化疗和放疗的患者。

(3)真菌变态反应性疾病:真菌本身并不致病,可由真菌性过敏原引起变态反应性疾病,如荨麻疹、哮喘、变态反应性肺泡炎和癣菌疹等。

(4)真菌毒素中毒症:因食入真菌毒素而中毒称真菌毒素中毒症,真菌毒素已发现100多种,可侵害肝、肾、脑、中枢神经系统及造血组织。真菌毒素中毒与一般细菌和病毒的毒素不同,有明显地区性和季节性,但没有传染性,不引起流行。

2.以感染部位分类

(1)浅部真菌感染:包括浅表真菌感染、皮肤癣真菌感染和皮下组织感染。浅表感染真菌主要寄居于人体皮肤和毛发的最表层;皮肤癣菌易侵犯皮肤角蛋白组织,如角质层、甲板和毛发等;皮下组织真菌在局部皮下组织繁殖,并缓慢向周围组织扩散,一般不经淋巴、血液向全身扩散,如皮肤着色芽生菌病、暗色真菌囊肿、足菌肿。

(2)深部真菌感染:包括致病性真菌感染和条件性真菌感染。深部真菌感染可累及各个系统。不同真菌所致的同一脏器感染,其临床表现大致类同。致病性感染真菌有组织胞浆菌、芽生菌、球孢子菌、副球孢子菌等双相性真菌,感染常由吸入导致肺部感染而扩散全身各器官系统。条件性真菌包括曲霉、接合菌、隐球菌和念珠菌,感染通常发生在免疫功能低下者或正常菌群失调患者。

(二)标本的采集、运送和处理

1.标本的采集

标本包括血液、骨髓、脑脊液与体腔穿刺液等无菌体液;呼吸道标本、生殖道分泌物、尿液、粪便、脓液及胃洗液等标本,以及眼、耳与口腔标本。引流液、无菌体液和尿液等均应在无菌条件下收集(采集方法详见第四章细菌检验);抽取静脉血注入血液细菌增菌瓶中。口咽、泌尿生殖道标本要注意避开正常菌群的污染。脓液、伤口、创伤及软组织标本先用70%乙醇擦去表面渗出物,开放性伤口用拭子采集深部伤口或溃疡基底部的分泌物;封闭的脓肿用注射器抽取脓液,放入无菌容器内;如脓液中有颗粒(如足菌肿)应注意收集,如果窦道开口部位有翘起的痂屑,通常在其下方的脓液中可发现颗粒。眼、耳与口腔标本的取材方法较为特殊,采集方法如下。

(1)眼部标本:采集眼结膜标本,预先沾湿拭子,在结膜上滚动采集标本;采集眼角膜标本,在麻醉下,用刮勺在溃疡或创伤边缘刮取,将刮取的标本直接接种在平板上;玻璃体、前房穿刺液与晶状体标本,如标本量少,最好将标本直接于床旁接种至平板上。用于培养的角膜标本和组织标本应立即镜检或培养,不宜保存。

(2)耳拭子:对患有外耳炎的患者,取耳道深部拭子送检。如鼓膜穿孔,需获取深部分泌物进行病原学检查。

(3)口腔标本:对于口腔溃疡,先用一个拭子拭去溃疡或创面浅表分泌物,再用第二个拭子采集溃疡边缘或底部的标本;口腔黏膜可用钝刀刮片或拭子取材,钝刀用高压灭菌后在损害处刮片。

2.标本运送

立即送检,送检时间不超过 2 小时;如果延迟处理标本,推荐作 4 ℃保存,一般不能超过 24 小时,以避免标本中污染的细菌或快速生长真菌的繁殖而影响病原性真菌分离。

3.标本的处理

(1)浓缩无菌体液:无菌体液及较大量标本(>2.0 mL),在转接前应该采取 3 000 最高转速,5 分钟离心浓缩;一般取沉淀进行镜检和培养,以增强真菌的检出率;如果存在膜状物或者块状物,应该分解后接种。

(2)血清分离:用于血清学检验(抗原检测或抗体检测)的血液标本可通过离心获得血清或血浆,4 ℃保存。

二、真菌鉴定

常用直接检查、培养检查。通过上述两种检查,一般即可确定致病真菌的种类,必要时可采用生化反应、皮肤试验、免疫学检查、核酸检查以辅助诊断。

(一)真菌的直接检查法

1.不染色标本的直接检查

将少量标本置于载玻片上,加适量生理盐水,如为毛发、皮屑,须加 $10\%\sim20\%$ 氢氧化钾,盖上盖玻片,并加热使标本组织溶解透明,用低倍镜和高倍镜检查,观察时有酵母型细胞、菌丝、菌丝体和孢子。

2.染色标本检查

取少量标本涂片,涂片固定后用革兰染色或乳酸酚棉兰染色、镜检,观察有无酵母型细胞、菌丝、菌丝体和孢子。

(1)革兰染色:适用于酵母菌和类酵母菌的染色。酵母型细胞和菌丝、孢子被染为革兰阳性(深紫色)。

(2)墨汁负染色:适用于隐球菌的检查。可见新型隐球菌具有宽厚荚膜。

(3)乳酸酚棉兰染色:适用于各种真菌的检查。酵母型细胞,菌丝和孢子被染为蓝色。

(4)瑞氏染色:适用于检测骨髓和外周血中的荚膜组织胞质菌。

3.直接检测抗原

可以用乳胶凝集试验、ELISA 检测血清和脑脊液标本中的隐球菌抗原。也可以用胶乳聚集试验检测标本中白假丝酵母菌抗原。

(二)真菌的培养检查法

1.常用真菌培养基

分离培养成败的重要因素之一是培养基,一般可选用沙保弱培养基。培养基中常加入一些选择性抑制剂,有利于选择培养。无菌区标本,如血液、腹腔液、心包液、脑脊液、关节液等,一般采用自动化血培养系统进行培养。大部分真菌在 25～28 ℃生长良好,有些需要 37 ℃培养,所有分离标本应孵育至少 4 周。观察菌落生长情况是鉴别真菌的主要方法之一。

(1)沙保弱培养基:广泛用于深浅部真菌的常规培养。

(2)皮肤真菌试验培养基:用于分离皮肤真菌。

(3)左旋多巴-枸橼酸铁和咖啡酸培养基:用于分离新生隐球菌。

(4)酵母浸膏磷酸盐琼脂:用于分离荚膜组织胞质菌和皮炎芽生菌。

(5)马铃薯葡萄糖琼脂:观察真菌菌落色素,用于鉴别真菌。

(6)脑心葡萄糖血琼脂:用于培养深部真菌,使二相性真菌呈酵母型。

(7)尿素琼脂:用于鉴别酵母菌和类酵母菌,石膏样毛癣菌和红色毛癣菌。

(8)玉米粉聚山梨酯-80 琼脂:用于培养白假丝酵母菌,以观察其形成的厚膜孢子和假菌丝。

2.培养方法

(1)试管培养:是真菌分离培养、传代和保存菌种最常用的方法。将标本接种在琼脂斜面上,每个标本接种两支琼脂斜面,一支放于 37 ℃,另一支放于 22～28 ℃,需氧培养。

(2)玻片小培养:主要用于在显微镜下观察真菌的自然形态和结构及生长发育的全过程。可用于真菌菌种的鉴定。

(3)平皿培养:表面较大可使标本散布,便于观察菌落形态,但水分易蒸发,只能培养生长繁殖较快的真菌。

3.鉴定

真菌的鉴定主要依靠菌落特点、菌丝和孢子的形态特点,菌丝体上有无特殊的结构。

(三)真菌的生化反应

常用的有糖类发酵试验、同化碳源试验等。

(四)真菌毒素的检测

方法多样,如生物学法、薄层层析法、高效液相色谱法、间接竞争 ELISA法等。

(五)药敏试验

抗真菌药物敏感试验分为定量试验和定性试验。在定量试验中,可以观察到能抑制真菌生长的最低药物浓度,即最小抑菌浓度。而在定性试验中,如琼脂扩散法,只可以将受试菌对药物的敏感性分为敏感、中度敏感及耐药。临床上常用的抗真菌药物体外敏感试验方法根据培养基不同主要分为液基法和固基法。

抗菌药物敏感性试验的设计原则:①提供两种以上有相当活性的抗真菌药物的可信测量方法;②和体内的活性具有相关性,可预测治疗的效果;③可用来监控敏感群体菌株的耐药性发生;④可预期研究新药的潜在治疗效能。

抗真菌药物敏感性试验包括培养基、药物原液配制、接种菌液配制、药液稀释、常量稀释法、结果判断和质量控制。

参考文献

[1] 岳保红,杨亦青.临床血液学检验技术[M].武汉:华中科技大学出版社,2022.

[2] 邢海燕.实用临床检验与输血[M].天津:天津科学技术出版社,2021.

[3] 徐风亮.实用临床检验与分析[M].北京:科学技术文献出版社,2021.

[4] 刘巧玲,张春霞,刘忠伦,等.现代临床输血检验[M].合肥:安徽科学技术出版社,2022.

[5] 马素莲.临床检验与诊断[M].沈阳:沈阳出版社,2020.

[6] 王宁.临床检验鉴别诊断[M].天津:天津科学技术出版社,2021.

[7] 董彦军.临床检验医学与诊断[M].北京:科学技术文献出版社,2021.

[8] 李明洁.实用临床检验[M].沈阳:沈阳出版社,2020.

[9] 谭超超,谢良伊.检验医学与临床诊治典型实例分析[M].长沙:湖南科学技术出版社,2022.

[10] 李延新,杜雄,许娜.临床病理学与病理检验技术[M].上海:上海交通大学出版社,2022.

[11] 董艳.实用临床检验学[M].西安:陕西科学技术出版社,2021.

[12] 黄华作.新编实用临床检验指南[M].汕头:汕头大学出版社,2021.

[13] 马兴铭,冯珍如.临床免疫学检验[M].兰州:兰州大学出版社,2020.

[14] 杨云山.现代临床检验技术与应用[M].开封:河南大学出版社,2022.

[15] 高海燕,刘亚波,吕成芳,等.血液病临床检验诊断[M].北京:中国医药科技出版社,2021.

[16] 贾天军,李永军,徐霞.临床免疫学检验技术[M].武汉:华中科技大学出版社,2021.

[17] 韩瑞,张红艳.临床生物化学检验技术[M].武汉:华中科技大学出版社,2021.

[18] 郑文芝,袁忠海.临床输血医学检验技术[M].武汉:华中科技大学出版

社,2020.

[19] 蒋小丽.临床医学检验技术与实践操作[M].开封:河南大学出版社,2020.

[20] 高洪元.免疫学检验理论与临床研究[M].西安:陕西科学技术出版社,2021.

[21] 柯培锋,赵朝贤.临床生物化学检验技术实验指导[M].武汉:华中科技大学出版社,2021.

[22] 迟延芳,董广云,贺姗姗,等.精编医学检验学[M].哈尔滨:黑龙江科学技术出版社,2021.

[23] 刘玲.当代临床检验医学与检验技术[M].长春:吉林科学技术出版社,2020.

[24] 王静.临床医学检验概论[M].北京:科学技术文献出版社,2020.

[25] 李晓辉.现代临床检验技术[M].北京:科学技术文献出版社,2021.

[26] 段玮,郑德亮,王维.临床检验技术探索与理论实践[M].天津:天津科学技术出版社,2021.

[27] 刘晶,陈维霞,李磊.现代检验技术与临床[M].沈阳:辽宁科学技术出版社,2021.

[28] 胡嘉波,朱雪明,许文荣.临床基础检验学[M].北京:科学出版社,2022.

[29] 王秀玲,马丽芳,李英,等.现代医学检验与临床诊疗[M].北京:科学技术文献出版社,2021.

[30] 潘晓红.现代临床疾病检验诊断[M].南昌:江西科学技术出版社,2021.

[31] 伊忻,张丹,孙兵.实用临床医学检验学[M].长春:吉林科学技术出版社,2021.

[32] 王永瑞.检验医学与临床应用[M].天津:天津科学技术出版社,2020.

[33] 胡晓波.临床体液常规检验的技术现状与规范[J].检验医学,2020,35(11):1087-1089.

[34] 费静.临床免疫检验中影响质量的因素以及对策[J].质量安全与检验检测,2021,31(1):125-127.

[35] 李林海,李贵星,许建成,等.检验与临床沟通及融合发展路在何方?[J].国际检验医学杂志,2020,41(17):2049-2056.

[36] 陈洪卫,侯彦强,关明.区域医学检验中心发展现状及展望[J].国际检验医学杂志,2021,42(12):1409-1413.

[37] 蒙次文,廖丽芬.血脂生化检验中运用分级检验法的效果观察[J].临床检验杂志,2020,9(3):468.